不生病的

中医养生智慧

——来自临床中医大夫的叮嘱

朱志宏　著

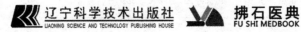

辽宁科学技术出版社
LIAONING SCIENCE AND TECHNOLOGY PUBLISHING HOUSE

拂石医典
FU SHI MEDBOOK

图书在版编目（ＣＩＰ）数据

不生病的中医养生智慧 / 朱志宏著. — 沈阳 : 辽宁科学技术出版社, 2021.4
ISBN 978-7-5591-1998-8

Ⅰ. ①不… Ⅱ. ①朱… Ⅲ. ①养生(中医)—基本知识 Ⅳ. ①R212

中国版本图书馆CIP数据核字（2021）第053336号

出版发行：辽宁科学技术出版社
　　　　　北京拂石医典图书有限公司
地　　址：北京海淀区车公庄西路华通大厦 B 座 15 层
联系电话：010-57262361/024-23284376
E - m a i l：fushimedbook@163.com
印 刷 者：河北环京美印刷有限公司
经 销 者：各地新华书店

幅面尺寸：170mm×240mm
字　　数：235 千字　　　　印　　张：18.25
出版时间：2021 年 4 月第 1 版　印刷时间：2021 年 4 月第 1 次印刷

责任编辑：李俊卿　　　　　责任校对：梁晓洁
封面设计：君和传媒　　　　封面制作：王东坡
版式设计：天地鹏博　　　　责任印制：丁　艾

如有质量问题，请速与印务部联系　联系电话：010-57262361

定　　价：68.00 元

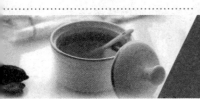

序一

中华医学"初之易，尚之难矣"。近代有"西医三年可立道，中医六载不成门"的说法。朱志宏大夫入道中医十余载，潜心钻研国医理论，经大量的临床实践，即成此卷，实属可喜可贺。

《不生病的中医养生智慧》是警示人们注重日常健康、防止重大疾病发生的一本好书。本书以《金匮》中"养慎"为中心思想，内涵深遂，对医圣张仲景的养生理念有很好的阐发，对现代人的养生有很好的现实指导意义。

本书从一个临床执业医师的敬业精神出发，认真总结了大量临床病例的防治经验，从内、外、妇、老、幼、儿以及日常人们防治疾病的误区，给予了很好的纠正，同时又从人的四季和五脏方面，给出了正确的保养和护理方法。

总之，全书从很高的角度诠释了中医学几千年来着重提倡和主张的"上医治未病"的思想。语言通俗，思路清晰，既说明了养生的方法，又宣传了中医防治疾病的理念，依此书防治疾病，事半而功倍矣。

除此之外，本书强调了人体养生的重要意义，强调了积健成福、从善如流的人体养生道德准则，是现实生活中尊重生命、珍爱健康以及热爱中医的人们值得一读的一本好书。

敖玉昆

医承有道特聘专家

2021年1月

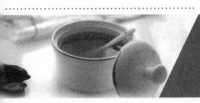

序二

　　我和朱志宏大夫相识于2015年，我第一次见到她，她的沉稳睿智就给我留下了深刻的印象。转眼间6年过去了，如果说再让我来形容朱大夫，那么，用大爱、大善、大智慧这三个词最为恰当。

　　大爱，什么是大爱？大爱是不讲前提条件的。所以，一个具有大爱的人，会义无反顾地去爱一切人，甚至爱六道众生。

　　朱志宏大夫的梦想是让天下无病，她曾经跟我说过，如果每天不停地叮嘱病患，重复地叮嘱几十次，这样每年也只能影响几千人。看着很多人错误地生活，错误地养生，而不能帮助他们，是一名中医人最大的痛苦。我想这就是朱大夫写这本书的原因吧。

　　大善，是指上善，像水一样柔顺，滋养万物而不与万物相争，有功于万物而又甘心屈尊于万物之下。正因为这样，有道德的人，效法水的柔性，温良谦让，广泛施恩却不求回报。

　　朱志宏大夫对病患，就像对自己亲人一样，温柔相待，急病患之所急，想病患之所想，永远把病患放在第一位，很多人都已经和朱大夫成为了好朋友。而且朱大夫从来不给病人开大方子、开贵药，与其他机构某些唯利是图的大夫形成了鲜明的对比。这让我想起了孙思邈的《大医精诚》中的一段话："凡大医治病，必当安神定志，无欲无求，先发大慈恻隐之心，誓愿普救含灵之苦。若有疾厄来求救者，不得问其贵贱贫富，长幼妍媸，怨亲善友，华夷愚智，普同一等，皆如至亲之想，亦不得瞻前顾后，自虑吉凶，护惜身命。"真正的中医人就应该这样！

大智慧，则是指中医的养生智慧。众所周知，中医是中国的瑰宝，是中华民族几千年智慧的结晶，在古代，就有"不为良相则为良医"的说法，可见中医的重要性！

朱志宏大夫学习中医十余年，期间拜访多位名老中医，直到现在，每年都要拿出固定时间去游学，因为她知道，中医药博大精深，学无止境！

她在临床中尤其擅长调气，认为人体与自然同频，自然界有春夏秋冬，然亦有气候之极端或反常；人体之气有升降出入，然亦有太过或不及。七情、饮食、虚损、外邪等皆能使人体之气逆乱，故而调气当为之先。气至血随行矣。她的门诊从原来的门可罗雀到现在的一号难求，更是证明了中医的根本是疗效，病患的口碑才是最好的宣传。

最后，希望读者能够从这本书中获得中医的智慧、养生的智慧、远离重大疾病的智慧！

敖 鹏

医承有道教育创始人

医承有道医馆创始人

2021年2月

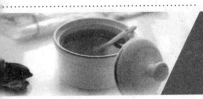

序三

明察秋毫者，多于源头杜绝灾疾。

知因了果人，每从根由解决病苦。

北京基层中医临床大夫朱志宏，得多位中医老前辈厚爱，虽居基层，但多年深入经典，勤求博采，广接患众，慈心诊治，问诊细微，洞察秋毫，处方谨慎，再三周详，乃当代承继多师，又不吝传教经验之尊长。多年前，一部著作《我与中医的机缘》已闻名学界。今又见二十一世纪人类中西文化交融碰撞，城市农村快速发展，从个人到家庭、小区、社会乃至世界，精神透支，内忧外患，身心处于交瘁状态，恶病横生，灾殃迭起，乃思生活方式病、思想观念病，为根源。

遂求古训，采方术，问名师，参近说，从古经典中得到救世养生启发——养慎！

"养慎"二字，出自张仲景《伤寒杂病论》中"若人能养慎，不令邪风干忤经络"。能养慎，就可以五脏元真通畅人安和！后世程钟龄《医学心悟》把养慎文化发展为"慎风寒，节饮食，惜精神，戒嗔怒"十二字

"保生四要"，堪称中医界养生方针，四句薪传，穷尽万千养生典籍，莫出其右，尽诸百家修身学说，无越乎此！"慎"之一字，千圣不传之秘：《论语》即"慎言敏行"四字真传；《小儿语》"人生在世，守身实难，一味小心（即谨慎），方保百年"。百年之寿，保之以慎，亦为古社会启蒙小孩，婆心叮咛之真语实语！

今志宏不辞老生常谈，谈出妙趣，其得意著作《不生病的中医养生智慧》，从儿童、女子、男人、中老年到饮食居处，情绪喜怒、五脏六腑、虚邪贼风，乃至日常养护，无一不择要讲慎，选重点，谈精详，使人茅塞开、常识增、心智悟，避灾芽于未萌，躲病兆于将生，乃有功于新时代养生领域！

夫"慎"之一字，何止养生，大至齐家治国，皆大有益处！中国古代有一皇帝，在位时，全国大丰收，四方无事，不禁飘然，志得意满。此时一位大臣深知得意之时易生失意之悲，乃对皇帝讲故事，我以前奉命出使，路经崎岖，恐摔下马，双手紧抱，腿脚夹力，小心翼翼，居然在悬崖边上过没事。等走出险路至平坦大道，放松警惕，不再谨慎，开始陶醉风景，一个不小心，跌下马，摔个大跤，老腰快断了。所以我想一个国之领主，从事天下大业，如牧牛骑马，应该备加小心！

这个绕弯子的进谏，皇帝听了很受用，一改得意之样，说：百姓吃饱了吗？还有饥饿者吗？态度立转，忧国忧民，如此便保江山社稷，并叫旁边侍卫常提这故事，以免金玉满堂而莫之能守之忧愁。

我家乡，自建大马路柏油快车道时始，车祸年增，死伤渐多，反倒平常小山路少灾，古人诗云：

泾溪石险人兢慎，终岁不闻倾覆人。

却是平流无石处，时时闻说有沉沦！

此乃唐代大诗人杜荀鹤名作。

我们祖国日渐强盛，国民生活更加富足，忧患日子似乎远去，实则歌舞升平下面，食饮无节，起居无常，醉以入房，玩物丧志，却汹涌着极大生命暗流礁石，叫和平危机，安全隐患。

然万千隐患，若能以一慎字对之，守口摄意身莫犯，如此如良相治国，兵不血刃，人登寿域，又有何难！上古天真之境，翻手即至。年半百而动作不衰，转念便来！

夫天真，天者君主之官，心也。天真论乃《内经》奥旨，最上之论，天真即心真，心真为慎，《上古天真论》开篇大论，乃上古慎论。如今《不生病的中医养生智慧》一书，承千年道流，开后世秘寿，虽曰时代常书，却是十年磨一剑巨作，看似老生常谈之细节，实乃大道至简、真道无奇之论。经教之言，少人能懂，平常之论，通俗易学，故特为之序，以助波澜于祖国养生寿世大业，作添砖加瓦之力，他山之石之功。

他人阅后领悟，能免前车之覆，避曲突徙薪之窠臼，此作大功矣！

曾培杰

中医普及学堂

2021年2月

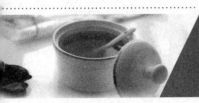

自序

作为一名北京基层中医大夫，每次看诊接触到许多患者、各类疾病，看到患者深陷苦海，内心五味杂陈。有些病痛是完全可以避免的，有些大病也是完全可以提前预防的。为什么还是会得病呢？

每天直面病患，看到的都是最真实的案例。

有的人抑郁焦虑、失去自我、情绪低落、了无生趣，自己陷入其中，家人忧心不已，导致整个家庭气场负能量不能运活，运气很差，诸事不顺。

有的人失眠，整宿睡不着觉，白天游离，困不能寐，苦不堪言。

有的人因肿瘤疼痛，伤口溃烂，忍受常人不能忍受的痛苦，用意志对抗，坚强地活着。

有的人心中充满怨怼、委屈，带着不被理解和不能去理解别人的情绪，整日闷闷不乐。从不缺衣少食，有人疼爱，却毫无幸福感可言。

有的人心脏疼、喘不上气，去西医查了个遍，一切正常，不知道自己哪里出了毛病。后来才发现器官和功能不是一个概念，心脏功能出了毛病，不一定器官出了毛病。

有的人胃痛，胃镜查了好几次，检查做了一个遍，也没有大问题，就是治不好，忧心忡忡，茶饭不思，工作不做，却不知道有些东西不能吃，吃了反而对胃不好。

有些痛经的姑娘，大冷天穿个薄袜子和靴子过来看诊。穿得少受凉就是疼痛的根源，可是她们浑然不知，觉得年轻不畏疾病。

有的男子终年喝冰水，喝得阳虚体寒，精子质量不佳，又或勃起障碍，又或身体麻木感受不到病症。

有的人癌症手术后，还管不住嘴，大量吃水果、喝茶、喝牛奶，又导致肿瘤反复发作或者转移。

有的孩子把牛奶当水喝，性情烦躁、身体变得肥胖，又或脸上长痘，带着脂肪肝，让大人心疼不已。

有的小孩反复咳嗽，咳嗽还吃冰激凌，一吃生冷就加重，缠绵不愈，家人带其三天两头跑医院，耽误工作，耽误学习，闹心不已。

这些问题本来是可以避免的。如果我们知道哪里吃错了、哪里穿错了、哪里做错了，世间是不是可以少许多病痛，少许多伤心，多很多幸福，多很多欢笑？

这便是我写这本书的初衷。

有的人第一次接触中医，看到了中医的优势，经过治疗后身体大为好转，然后每年过来调理一次，使自己保持在一个相对健康的水平。这类人是有智慧的。我有不少这样的患者，我也经常对他们说："你们今年的脉象和身体情况比前年和去年都要好，虽然年纪在增长，五脏在自然衰退，但是你们却逆向而生，仍保持一个比较好的精气神，这就是中医调理的优势，我们赚到了。"患者自己也能从症状对比及精神、体力上感知到自己身体比前一两年更好。这一类人群是我们作为中医大夫最愿意看到的。

愿有缘者看到此书，能生出警醒，拥有正确的生活方式，少生病，不得大病。

最后感谢我的患者，因为有你们才有了这本书。感谢伟霞的建议、创涛和培杰的帮助、党老师的支持，因为有你们才有了这本书的美好。

中医大夫　朱志宏

2021年1月

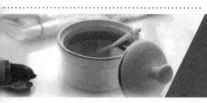

目录

第一篇　关于疾病的思考　　　　　　　　　　　　　**001**

1　是什么让我们生病了？　　　　　　　　　　　　003

2　以正确的心态面对疾病　　　　　　　　　　　009

3　如何提高免疫力？　　　　　　　　　　　　　012

4　定期调理重于治疗：治之于未乱　　　　　016

第二篇　日常养生误区　　　　　　　　　　　　　　**019**

1　口腔溃疡切不可随意吃去火药　　　　　　021

2　这样祛湿，到底对不对？　　　　　　　　025

3　中医常说血虚，应当怎样补血？　　　　　032

4　不要随便喝时下流行的"保健"茶饮　　　036

5　不该补时补成毒　　　　　　　　　　　　039

6　发烧咳嗽，注意饮食才能更快痊愈　　　　044

第三篇　中老年保健　　　　　　　　　　　　　　　**047**

1　出现这些症状，及时调理您的心脏　　　　049

2　中风有先兆，可提前预防　　　　　　　　052

i

3 安宫牛黄丸是不是保健药？ ⋯⋯⋯⋯⋯⋯⋯⋯⋯⋯⋯⋯ 055

4 三高，中医调理并不慢 ⋯⋯⋯⋯⋯⋯⋯⋯⋯⋯⋯⋯⋯ 057

5 血脂高、脂肪肝与吃肉无绝对关系 ⋯⋯⋯⋯⋯⋯⋯⋯ 060

6 中老年人保护好关节，让行动无障碍 ⋯⋯⋯⋯⋯⋯⋯ 063

7 骨质疏松，应该补钙还是补肾？ ⋯⋯⋯⋯⋯⋯⋯⋯⋯ 065

第四篇　儿童保健 ⋯⋯⋯⋯⋯⋯⋯⋯⋯⋯⋯⋯⋯⋯⋯⋯⋯ **069**

1 喂养不当则小孩容易生病 ⋯⋯⋯⋯⋯⋯⋯⋯⋯⋯⋯⋯ 071

2 孩子反复感冒发烧的原因 ⋯⋯⋯⋯⋯⋯⋯⋯⋯⋯⋯⋯ 075

3 咳嗽要忌食生冷黏腻 ⋯⋯⋯⋯⋯⋯⋯⋯⋯⋯⋯⋯⋯⋯ 080

4 小心，奶水有"毒" ⋯⋯⋯⋯⋯⋯⋯⋯⋯⋯⋯⋯⋯⋯⋯ 083

5 夸赞和鼓励，让孩子有爱更能成才 ⋯⋯⋯⋯⋯⋯⋯⋯ 087

第五篇　女子保健 ⋯⋯⋯⋯⋯⋯⋯⋯⋯⋯⋯⋯⋯⋯⋯⋯⋯ **091**

1 女子月经少，衰老病痛提前找 ⋯⋯⋯⋯⋯⋯⋯⋯⋯⋯ 093

2 天冷腿上穿得少，容易得妇科疾患 ⋯⋯⋯⋯⋯⋯⋯⋯ 098

3 乳腺问题，负面情绪的积压 ⋯⋯⋯⋯⋯⋯⋯⋯⋯⋯⋯ 102

4 女子经期及月子期不宜做的事 ⋯⋯⋯⋯⋯⋯⋯⋯⋯⋯ 105

5 子宫内膜厚度与怀孕的关系 ⋯⋯⋯⋯⋯⋯⋯⋯⋯⋯⋯ 109

6 女子调理好身体才能孕育健康的胎儿 ⋯⋯⋯⋯⋯⋯⋯ 112

第六篇　男子保健 ⋯⋯⋯⋯⋯⋯⋯⋯⋯⋯⋯⋯⋯⋯⋯⋯⋯ **117**

1 长期喝冰水，让身体失去对病痛的感知力 ⋯⋯⋯⋯⋯ 119

2 冰饮阳虚导致男子阳痿精子病 ······· 124

3 男子精子好，女子更易受孕 ······· 127

4 男子可通过晨勃自检身体状况 ······· 130

5 治疗尿酸高，中医有法宝 ······· 133

6 锻炼，并不能改变人的体质 ······· 136

第七篇 五脏养护 ······· **139**

1 天冷容易诱发心脏病 ······· 141

2 肾该怎么补？补肾最好的"药"是 ······· 143

3 远离肺癌，须顺应肺的宣发和肃降 ······· 146

4 护肝最好的方法，不是吃护肝片，而是 ······· 149

5 胃的工作独白 ······· 153

6 肠道瘀堵衍生多种胃肠疾患 ······· 156

7 有脑梗倾向请及时治疗 ······· 160

第八篇 饮食起居与运动 ······· **165**

1 怎样穿衣才不伤害健康？ ······· 167

2 牛奶阴寒生湿，不可久服过服 ······· 171

3 水果是否可以美容减肥？ ······· 175

4 多喝水，好？还是不好？ ······· 179

5 房事过度、手淫、熬夜等均极大损伤肾精 ······· 182

6 生姜在中医里的妙用和误解 ······· 184

7 酒有药用，小酌怡养，大饮伤身 ······· 187

8　中医原理：微汗养生，大汗伤身 ································· 190

9　夜要静卧，晚上锻炼加速损伤 ····························· 192

10　经常晒晒背，健康不倒退 ································· 195

11　辟谷要慎重，这几类人群不适合辟谷 ················ 197

第九篇　四季养生 ··· **201**

1　春季易得之病及预防 ······································· 203

2　春季宜踏青，有利疏理肝气 ······························· 206

3　夏季易得之病及预防 ······································· 208

4　夏天来点酸和辛，护住您的津液和肺胃 ················ 211

5　秋季易得之病及预防 ······································· 213

6　南北不同的秋天，防护和保养不同 ····················· 217

7　冬季易得之病及预防 ······································· 221

8　寒冷的冬天，这样防寒护体 ······························· 226

第十篇　警惕情绪之毒 ································· **229**

1　情绪消化不良：哭泣是一剂良药 ······················· 231

2　生气，让爱产生距离 ······································· 234

3　抑郁和焦虑，中药调治身心是正道 ····················· 238

4　给身体做减法：欲望需要的很多 ······················· 242

第十一篇　防微杜渐保平安 ························· **245**

1　汽车经常保养，您保养自己了吗？ ····················· 247

2 毛孔，就像窗户一样，为人体挡风遮雨 …………………… 249

3 受风，是致病诱因祸首 …………………………………… 253

4 损伤阳气就是损伤阳寿，阳足则寿长 …………………… 256

5 癌症，即便术后，也应中药调理 ………………………… 259

6 健康地活着，是我们一生中最大的资本 ………………… 263

后记——愿天下无病 ……………………………………… **267**

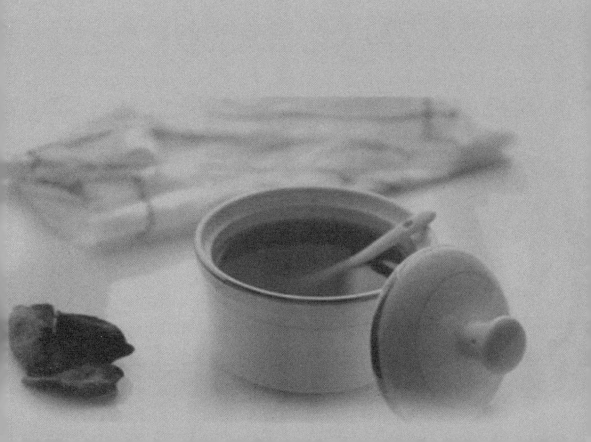

第一篇

关于疾病的思考

1 是什么让我们生病了？

　　人在重病的时候需要寻求医生的治疗，这个要求是正常的。但是这已经是下策，是不得已而为之。如果平时我们更多地"健康生活"，那疾病就会离我们远去。

　　如果我们的生活，每天不能自理需要人伺候；又或者偏瘫行动不便；又或者在ICU满身插管不能正常进食，只能吃流食；又或者整宿失眠，心绪不宁，情绪在压抑和崩溃中，需要长期服用抗抑郁药……面对这种身体的痛苦和精神的痛苦，哪怕给万贯钱财我们也不愿意这样地生活。我们需要的是平时最不珍惜的——健康！

　　在癌症和心脑疾病猝发的高峰时代，我们对得病尤为害怕。2019年中国健康大数据显示：平均每10秒就有一个人罹患癌症，平均每30秒就有一个人死于心脑血管疾病，平均每30秒就有一个缺陷儿出生……

　　因为重大疾病的高发，保险公司为了屏蔽风险而"拒保"了很多人。我就碰到不少被拒保的，其中有两位30岁的年轻人因脂肪肝、高血脂、高血压而被拒保。这从侧面反映出了当今重大疾病的普遍性和高风险性。

　　当我们尚健康时，我们把健康的生活作息习惯放弃了：晚上不睡，白天不起；熬夜刷手机；深夜买醉；饥一顿饱一顿；为了工作去拼命加班。

当我们病痛时，我们后悔不已，"如果可以重来，我绝不这样作践我的身体"。可是，没有如果。

到底是什么让我们生病了？

其实罪魁祸首，是我们自己。请看看下面几个问题，我们是否做到了：

1. 我是否每天做到了晚上11点左右进入睡眠状态？

2. 我是否到饭点有饥饿感？是否没有过饥过饱、暴饮暴食？

3. 我是否知道不应恣意生冷，长期饮用冰饮？

4. 我是否知道不应在夏季贪图凉爽，长期呆在空调房内，不让自己正常出汗？

5. 我是否知道不应情绪不稳定，动辄发怒，或生闷气？

6. 我是否寻找到缓解工作压力、释放心情的办法？比如，向家人好友倾诉、尽情玩耍一把、出门旅游一趟。

7. 我是否经常锻炼身体、找到了一种适合自己的运动方式？

8. 我是否懂得不要恣意挥霍身体，而要节欲？

9. 我是否已经有某种健康的兴趣爱好？如果没有，我是否打算培养某种兴趣爱好？

以上简单的九个问题，如果有一半及以上的问题您回答的是"不知道"或者"否"，那您的身体肯定已经出现了不适。

即便当下没有不适症状出现，您已经在损耗自己的身体，致病因素或病理产物——痰、湿、食、瘀、滞正在形成，出现身体不适只是一个时间问题。

如果有一半以下是否定回答，那说明您的自我保健和保养意识还是很好的，希望继续努力，解决剩下的一些问题，这样就能保存正气、预防疾病，真正做到养生了。

如果没有一个回答是否定的，那就恭喜您了。不管您是最初就能坚持，还是因为生病后而做出的改变，您的身体是处于积极状态，希望继续坚持。

为什么要晚上 11 点前进入睡眠状态？

晚上11点至凌晨1点是胆经运行时间。中医理论认为"肝之余气，泄于明胆，聚而成精"，人在子时前入眠，胆才能完成代谢。凌晨1~3点是肝经运行时间，中医认为"人卧则血归于肝"，肝有藏血功能，血液在这个时候更好滋养肝脏、排出毒素。

简单地说，就是这个时候入睡，身体把血液中的毒素代谢一遍过滤掉，对人的精神恢复最为有利，能把电充足了，保证第二天的工作生活消耗。

熬夜已经被公认为猝死第一诱因。

我今天是否有饥饿感，并按时吃饭且荤少素多？有没有过饥过饱，暴饮暴食？

中医认为饥饿感代表了脾胃肠消化功能正常，身体代谢正常。反之，没有饥饿感则代表消化不良，胃肠郁滞。

过食荤腥肥甘，内生痰湿，变生诸多疾病。过饥过饱则脾胃受伤，影响其他脏腑功能。简而言之，中焦脾胃为全身气机之运行枢纽，中焦运化失常将导致全身气机失常：上面虚火不降，中焦壅滞不通，下焦寒湿郁积。

我是否恣意生冷，长期饮用冰饮？

中医认为冰饮损伤人的阳气，使身体整体抵抗力下降：寒凝经脉、痰湿形成，继而阻碍气血运行，是肥胖和啤酒肚的首要原因，也是当下导致不孕不育的重要原因之一。

我是否贪图凉爽，长期呆在空调房，不让身体正常出汗？

中医认为寒凉闭肺。中医指的肺除了肺脏还有皮肤和毛孔，肺的功能是疏通运化水湿和运行一身之气。长期在空调房内不出汗，容易造成水液停聚、内热不散，容易导致肺系病、皮肤病、鼻炎或者水肿等疾病，也是病理产物痰湿形成的重要原因之一。

我是否容易情绪激动，动辄发怒，或生闷气？

中医认为思虑容易气结，惊恐容易气散，发怒容易气逆。情绪失调容易气机郁滞，气不行血不行，容易导致瘀血内生。久郁化火，再与体内痰湿互结，百病丛生。

我是否寻找到缓解工作压力、释放心情的办法？比如，向家人好友倾诉、尽情玩耍一把、出门旅游一趟。

转换心情，消除烦恼，有利于想通一些事情。中医认为肝主疏泄，情志压抑则肝的疏泄失常，久而久之肝胆异常或者出现抑郁病证。

我是否经常适量锻炼身体、找到一种适合自己的运动？

适当的身体锻炼有助于改善体能以及加强身体卫外功能。卫气强大能抵御风、寒，不容易感冒。另外可以培养一种爱好，并结识志同道合的朋友。

我是否懂得不要恣意挥霍身体，而要节欲？

熬夜及纵欲容易损伤肝肾之阴以及肾精。中医认为"肾为先天之本"，肾精不足容易多梦易乏、腰酸无力等，影响骨骼、发育及生殖，并使身体整体健康水平下降。

我是否已经有某种健康的兴趣爱好？如果没有，我是否打算培养某种兴趣爱好？

兴趣爱好对于心志的怡养和情志的疏通有很大帮助。兴趣使一个人的生活充满乐趣和趣味，为生活添色添彩，直接对内伤疾病有预防作用。

我们在不停追求生活质量的今天，是否意识到了财富的增多、衣食品位的提升并不能让我们远离重病？重大疾病不再是"别人家的事"。刷微信朋友圈经常能看到水滴筹，某个人生了重病，无钱医治，寻求大众支援。其实等到大病已生再去求助已经是下下策，即使生命被抢救回来，生活的质量也会大打折扣。

我们要学会未雨绸缪，要懂得在还没有生病的时候去改善自己的生活方式和饮食习惯，提高身体健康的水平。健康快乐地生活，这才是生存和养生之道。

2 以正确的心态面对疾病

许多人生病之后很容易过于紧张、害怕，甚至焦躁不安，这种心情可以理解。但是，一些并不严重的问题因过于担心而被无限放大、再放大，致其心神慌乱，产生害怕和恐惧。

这样容易出现"病急乱投医"的情况。既然是乱投医，那么久治无果也就很正常了。最后心理压力变得越来越大，人变得敏感，疑心，始终在内心嘀咕：我的病怎么老治不好？是不是太严重了？甚至有些人变得惶恐不安，整日愁眉苦脸。

我碰到过许多这样的患者，其中一个喉咙疼的患者让我记忆犹新。她开始是轻微嗓子疼，自行服用了蓝芩口服液，不见效。又吃了很多去火的药、消炎的药，结果嗓子疼不仅没好，反而更加严重，最后是疼痛到不能开口说话，一说话就疼痛难忍，不得不说时只能张嘴发出几个轻微的声音。然后以为自己得了喉癌，去医院检查，咽喉也没有毛病。后来经人推荐找到我的时候她已经距离最早发病5个月了。人非常焦虑不安，总是担心自己要得喉癌，吃了各种去火药、消炎药。结果我看诊之后告诉她，这些药都吃错了，越吃去火药越严重。当自行吃药7～10天没有缓解，要考虑可能药不对症，而不是一味地以为没有吃够继续吃下去，从而造成伤害。

这种情绪不仅增加心身的负担，而且这种情绪带入家庭，势必造成一个"回声"效应，即一家人都开始垂头丧气，在家中不苟言笑。这样恶性循环，除了造成个人精神压抑，对自己健康与家庭不利外，无一点儿好处可言。

甚至，许多患者找了几个大夫看不好之后，便开始自己找方子和药来给自己"治病"。今天看到这个方子好像跟自己对路，就大胆尝试抓来吃，明天看另一个方子似乎也对症状，也大胆尝试，最后发现也治不好。

我曾经碰到过一个患者，号称看遍了北京的名老中医也没有治好他的病。于是他就开始自己治疗，今天看到一个方子跟自己病症很像，就以身试药，拿来吃，结果效果不明显，又换一个。就这样久病没有成医，反而成了自己的"小白鼠"。这个人很焦虑、痛苦。找到我是别人介绍的，来的时候带着狐疑。结果我开方的时候，这位患者指导我这个大夫用药：这一味草药我吃过，不管用，您换一个吧。我说中医大夫常用的草药也就几十味，其中几味与别的大夫开的相同是正常的，中医大夫治病靠的是组方里头的各味药物之间的搭配，讲的是排兵布阵……

不管是找到一个负责任的大夫，还是找到一个医术好的大夫，都不是一件容易的事情，需要缘分。

待患者找到了一个不错的大夫，大夫还需给这位患者治疗因胡乱吃药而积下的"药毒"，之后再治其本病。对患者而言他又开始新一轮的"尝试"，换新的大夫。每于此，很多耐心和信任不够的患者又开始重复前面的经历。他们很痛苦。

因此，即使得了病，我们也要有一个正确的心态去面对疾病：

1．相信身体有很强的自愈能力。

2．乐观地面对病情和生活。

3．把关注病情的心转移到培养一种兴趣、爱好。

4．爱自己的同时，别忘了自己是家庭的一分子，更应该去爱家人。许多时候，自己生病了，难受的不是自己，而是身边最亲的人。

5．相信医生的同时，检讨自己为什么得病，从饮食习惯、生活作息等方面反省。根除不良习惯。

6．时刻告诉自己健康是第一位的，学会放下事业名利。

摘选易老师文章中一些话分享：

人生最忌是个乱字，心乱了，对外可以累事，对内可以打扰血气，使失正常。凡恼怒恐怖喜忧昏疑，都是乱，为多病短寿的根源，不但养病时不应乱，即平居时亦忌心乱。

健康，从调节心性开始。情志跟疾病的相关性是很密切的，有些疾病就是因情志而起，你用药物治疗，治来治去都不好，对于这类疾病，解铃还需系铃人。五志能够致病，五志亦能解病。

事实上讲，没有治不了的病，只是你的心能不能放下，一切病从心生，一切病从心治。只要你还活着，你就有生机。找到了这个生机，对症而治，你就会康复。

3 如何提高免疫力？

因为新冠肺炎爆发，有人提出要如何提高抵抗力，让自己在疾病广泛出现的时候能抵抗住，不生病、不感染；即便生病了，也能好得快，不至于丧命。

这个问题的提出是对的，应该引起人们的思考。

怎么增强抵抗力呢？

有些错误的观点，应该引起重视，比如：

现代营养学认为，要增强营养，多吃高蛋白食物，如牛奶、鸡蛋等。我看到关于新冠肺炎的采访，有的人说：一天一个鸡蛋、一瓶牛奶，增加抵抗力，病好得快。

这个观点，作为中医大夫的我，还有广大中医朋友和大夫，是不认可的。

首先发烧咳嗽时，不能补营养，饮食应该清淡并且易于消化。

营养学只是说某种营养或某种食物对人有用。但是，吃进去多了是否有用，是否对每个人有用，这是没有研究的。在什么时候吃了对人体有害，也是没有研究的。

最简单的道理，我们从西医体检数据可以了解到，钾高了是病，低了也是病；白细胞高了是病，低了也是病；血小板计数低了是病，高了也是病；甲状腺素低了是病，高了也是病。

所以，从这里看出什么呢？平衡是最好的，任何东西不能太多也不能太少。转化成中医语言就是："阴平阳秘，精神乃治，阴阳离决，精气乃绝。"再转换成通俗的语言就是：阴阳平衡了，就活得长，身体好。阴阳过度不平衡，生命的根本就没有了。

阴阳平衡，靠的是什么？靠的是脾胃，是"胃气"。

因此，提高抵抗力正确的观点是：平时要时刻保护胃气和卫气。

胃气是什么？

胃气是比较好的消化功能，也就是吃饭香、知道饿，这就是胃气。

中医也讲"有胃气则生，无胃气则亡"。怎么理解这句话呢？

两个人都得了重病，一个人吃不下，一个人胃口很好。很显然，我们能够看出来，胃口好的人肯定恢复起来要快一点，吃不下的人恢复慢，体质更差。这个不需要大夫去判断，普通老百姓也知道这个道理。

卫气是什么？

卫气是身体防御和抵抗外邪的卫外之气。《灵枢经》说卫气是皮肤作为身体最外层的防卫机能的体现。因此，卫气是生于水谷，源于脾胃，出自肺。简单地说，卫气的强弱，也与胃气和肺气相关。

同样，两个小孩都淋雨了，一个身体卫气强，基本上换身衣服也就没事了；而另外一个卫气弱，可能就流鼻涕、打喷嚏，甚至发烧，要折腾一周身体才能恢复。

这就是卫气强弱最基本的体现。卫气强依赖于肺气的宣发和肃降，因此空调的寒凉或者自然界的寒凉会损伤卫气。

回来说，上面喝牛奶吃鸡蛋为什么错误？

1. 脾胃在中医里头，作为消化器官，具备腐熟水谷的功能，是需要火力运化的。谁家煮饭烧水都需要火力，对不对？火力就是中医说的阳气。喝太多牛奶，容易生寒湿/痰湿，影响这个消化火力，有的人喝了牛奶就胀气、拉肚子，就是这个道理，包括过量食用水果、啤酒、冰激凌、冰水。肺是呼吸器官，痰湿影响肺功能及其他脏腑功能。

2. 在中医里头，脾胃是脏腑以及人体气运系统的一个枢纽，调节上下、斡旋气机。现在很多人上边虚火烦躁，下边又寒凉。这样的人脾胃一定不好，因为脾胃就在中间，要调节上下。脾胃不好，身体不好，运气和运势也不好。可见脾胃多重要。

增强抵抗力，看似简单又不简单：

1. 保持胃气：每天要有饥饿感、吃饭香。没有就是病态的。

2. 饮食有度：不要吃得过饱，给胃一点空间，不要过量食用肉类和水果。

3. 饮食有常：什么菜都吃，不挑食；不过量食用蛋白质，鱼虾肉与蔬菜的比例要合适，不是蛋白质类食物越多越好。

4. 忌食寒凉并忌贪凉：冰饮是败坏脾胃的罪魁祸首，是让自己潜在生病和快速生病的帮凶。空调低温是扰乱肺气排泄、通过毛孔出汗的元凶。

5．作息有律：早睡早起，不要用熬夜去消耗肝肾。

6．适量运动：不超负荷运动、不激烈运动。推荐缓慢能调气的运动方式。

4 定期调理重于治疗：治之于未乱

调理属于日常养护，也属于未病先防。它最大的好处就是定期清扫身体积累的病理产物，使身体不至于日积月累罹患重大疾病。就好比一个大坝，每年汛期受到洪水冲击，非常不稳定，也许哪次就会被洪水冲垮。但是如果每年定期加固、维护，那么它的稳定性肯定比不维护的要好得多，因此被洪水冲垮的风险就大大减小了。

为什么调理重于治疗？与定期维护大坝的道理是一样的。举一个简单的例子，人在罹患癌症之后再去治疗，已经是下策。有一部分病患因发现太晚，不能挽回生命；还有一部分发现及时的患者不管是手术还是中医治疗，身体很难恢复如初。道理虽然好懂，但是多数人都是患病了才去治疗，因此重大疾病患者数量呈现迅猛的增长趋势。

几年前的春天，有个姑娘来找我治疗咳嗽，她告诉我，最近几年每年都闹一阵咳嗽，缠绵不愈，无法安睡和工作。那年她又咳嗽一个多月了，吃了好多药，不管用。经别人介绍而来找我。后经我治疗，很快咳嗽好了。

我跟她说，每年过来调理一次，时间不长，吃一个月汤药，有病治病，无病防病。

打那一年咳嗽好了，她这几年每年过来调理一次，小问题及时解决，否则日积月累，肺部肯定受到影响，随着年龄增长，容易引起肺部其他疾病，比如肺结节、肺纤维化或者咳喘。

有一个大姐肠癌术后，没有其他严重的问题，就是一个睡眠障碍、一个排便障碍以及由此引起的胀气。这个大姐6～7天一次大便，还很费劲，蹲马桶要半小时以上，蹲得腿脚发麻还是解不出来。用她的话说就是到了肛门口，硬是解不出来。吃了很多通便的药，就是不行。后来经人介绍过来，坚持调理，睡眠、排便问题都解决了，最后可以一天一次排便，比较顺畅。这个大姐还坚持每年来调理身体。

这样的案例很多，有些人接受了我每年调理的理念，每年过来摸个脉，调理一个月，病痛鲜有再发。

疾病最怕的就是拖延，拖延导致毒素的累积和瘀堵的加重。在疾病初步形成的时候用中医方法去治疗相对比较快和容易，可以说是把隐患消灭在无形之中。可是很多人相反地认为：我这还不严重，再扛一扛。拖延到最后，小病成了大病，也变得更难治疗了。

谁也无法阻挡身体的衰老和衰退，但是却可以减缓速度。

谁也无法阻挡疾病的产生，但是却可以让重大疾病远离自己。

毕竟每个人工作生活的环境会给人带来压力和各种情绪，情绪产生瘀积和堵塞，导致气血失衡而致病。又或者自律性不强，在服药期间很自律，一旦不用吃药或觉得自己好了，又开始熬夜晚睡，胡乱吃喝，导致身体失衡而致病。

当然，也有一些人让我记忆深刻。有个人，在那年调理之后的每年都会给我发微信，感谢我在治疗好她身体的同时，也让她明白了不良生活习惯、不良情绪是后天疾病产生的重要根源。

她从之前一个爱生气、爱发脾气的人，到现在变成一个遇事不急不躁，比较有耐心的乐观开朗的人，这几年来没有再吃汤药调理，也保持了身体健康、面色红润、心情愉悦，再也没有失眠、烦躁、疲乏的困扰了。用她的话说，睡得好、吃得好、心情好，工作量大也不容易累了。

这是一个人觉悟性的改变。所以说"三分治，七分养"。养的是一颗心，让身体澄清下来，去掉烦躁的心；养的是规律的生活作息，远离病痛的自律。如果每个人经过治疗、调理，都能像这些人一样，那"但愿世间人俱健，不惜架上药生尘"就能实现了，世间也少去了很多受病痛折磨的人。

行医十年来，因为缘分认识的这样那样的人，绝大多数都是一次性治疗。意思就是身体的不适改善或者病痛痊愈后就终止了，没有想到每年保养一次。

调理重于治疗！

所有疾病都是积累而发，从小的损害到器官症状的出现，这个过程看似漫长，实际是在无形之中滋生增长，而看起来像是瞬间爆发，比如癌症晚期、心梗、脑梗。

汽车保养就是为了避免事故的发生。

人的调理就是为了把重疾治于无形。

调理在先，治疗在后。为之于未有，治之于未乱。

第二篇

日常养生误区

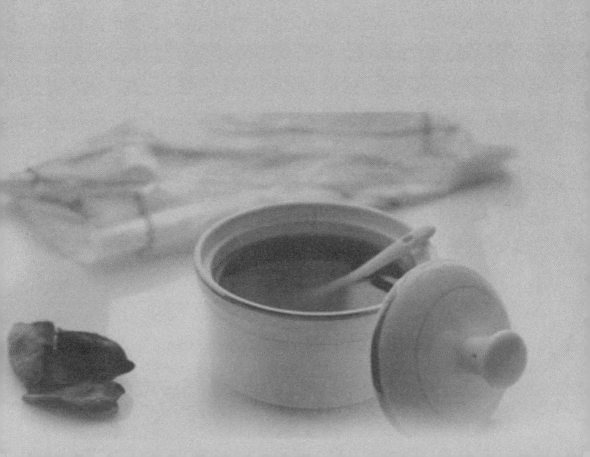

1 口腔溃疡切不可随意吃去火药

　　前两天看到一则消息：一个看似普通的口腔溃疡，经久不愈，输抗生素七天都没好，后来从地方到省城，从省城到北京，然后医院说要活检，最后查出是癌，做手术打碎下颌骨，从手臂皮肤上取一块皮移植，等等。最后患者还很庆幸没有转移。

　　这则消息有的人看了会觉得应该庆幸发现得早，没有转移。但是在我看来，是错误的治疗和用药导致病情急剧恶化了。平常生活中极为常见的就是上火吃去火药、消炎药。

　　前面的故事里，我们应该思考一个问题：口腔溃疡既然是上火，这里为何输液七天都没见效？这是火太大了，还是说这就是内寒造成的虚火，而不是内热造成的虚火？

　　人的体质有寒热之别。有的人阳虚怕冷，手脚冰冷。这种人体质过寒，即使长口疮，也不能过量服用寒凉的消炎药，或者中成药中的去火药如牛黄解毒片或者三黄片等。如果吃药三天不见效，就不要再继续吃了。继续吃伤害身体。

　　爱吹空调、爱吃冷饮的人，内热比较大，虚火往上冲，吃了寒凉的去火药或消炎药，见效快，但是造成的伤害短期看不出来。

一般的口腔溃疡吃1~2次去火药或者喷点口腔溃疡散就能好。只要是不容易好的溃疡、嗓子疼、牙痛，都不能久服去火药。

因此，吃任何东西都要看体质，中成药更不例外。

口腔溃疡俗称口疮，是国人熟知的"上火"症状之一。有的口腔溃疡喷点西瓜霜或者喷雾就能好，有的迁延日久，反复发作，不易痊愈。

<u>注意：</u>

第一，经久不愈的口腔溃疡建议不要随便吃去火的药，应该找中医调理。经久不愈说明身体上、下焦的阴阳、寒热已经失衡了，这时候应该慎重。

第二，很多人口腔溃疡就吃去火药，如双黄连、三黄片、双花口服液、牛黄上清丸、解毒片等，只会让身体其他部位的功能更紊乱，比如出现胃胀、食欲不振、口疮更严重、腿凉、心烦、失眠等。

第三，对于阳虚厉害的人，吃败火的苦寒药，无疑是戕害生命，有可能引起突发的致命疾病。

很多人"自医"，上火了吃点去火药，一次两次还有效，再后来就没效了。为什么没效了？普通老百姓并不懂医理，只认为是这药没效或是假药，继续换其他的去火药吃，这一点让我深深为其担忧。

如果有机缘碰到了经常吃去火药的人，我会对其讲明医理，劝其不要滥用药。其中有些人能明白道理，有些人却很固执，认为去火"来得快"。

很多年前一次出地铁后坐三轮车，正好看到那个三轮车师傅拿着牛黄解毒片吃。我问他怎么了，他说牙痛。我问："吃这个有效吗？"他说，以前吃吧，一吃就好，最近吃得越来越多，但不管用了。

这样的例子很多，我所知在北京很多人"很喜欢"三黄片、牛黄解毒丸之类的去火常用药。

OTC的中成药很多并不能随便吃的，可是老百姓觉得中药劲小，一点中药吃不死人。我见过执迷不悟地长期服用知柏地黄丸得尿毒症的，长期吃六味地黄丸想补肾却得了严重胃病的。当然这些是特例，是吃错药导致的，是滥吃药的问题，并不是药的过错。

个人体质有差异，这点一定要重视！别人吃了有效的药物或者食疗方法，不一定对自己就有效。用药人要学会鉴别，但凡是"药"都有偏性，适合别人，也许就不适合自己。

曾经新闻报道某人因吃龙胆泻肝丸而严重伤肾，后查出是木通这味药里马兜铃酸中毒所致，也导致这味药成为了"禁药"。其实中药的毒性不在于此。

记得当年很火的韩剧《大长今》里有一个片段：医官要考核长今等几位学生，让他们写出哪些是毒药，长今完完全全把所有毒药都写在纸上，可是医官大人看到答案并不满意，而长今好友信非列举了一部分毒药，并另外写了一句话，让医官大为赞赏。她说："毒药用药得当可以救人，非毒药用药不当亦可以害人。"

这句话甚是经典，事实上确实如此。药是死的，用药的人是活的，用药的人用错了药，错在于人而不在于药。比如，有人被地上石头绊住摔了一跤，只能怪这个人走路不小心，而不能怪石头妨碍了路人。钱可以用来做好事，也可以用来做坏事，这个好坏在于用钱的人和人心，而不在于钱

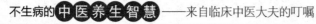

本身，这是一样的道理。

生活中这样的例子比比皆是，不胜枚举，让人唏嘘不已。治病不光要治疗肉身，还要告诫嘱咐患者改变错误的、自行用药的习惯。

不管是喷雾剂还是内服的去火药都是寒凉之品。用太多去火药，寒凉药压制虚火只能使得虚火更盛，火性上炎的特性决定了火是向上的，而寒凉的特性是向下的，容易损伤脾肾之阳。寒气在下虚火在上，下面增加一分寒凉，徒使上面虚火上窜一分。

如果能将虚火下潜收纳于肾中，则下面温暖，上面不亢。

看似"上火"但一定要慎用"去火药"啊。

2 这样祛湿，到底对不对？

中医看病的时候，总说患者体内湿气重，很多人就问了，吃什么祛湿，又或者怎么祛湿？为什么这些湿气总去不掉？

1. 关于吃什么祛湿

红豆薏米在很多人看来是祛湿圣品。但其实红豆薏米祛湿的力量很微弱。我们要明白身体是如何产生湿气的，身体又是如何化湿的，才能知道红豆薏米到底祛不祛湿。

第一点：湿从口入。我们吃生冷寒凉的东西就会生湿，这是吃进去产生的湿。所以防止产生更多湿邪的方法就是管住嘴，少食用水果、酸奶、牛奶、冰激凌、冰镇饮料等。

如果不能管住嘴，就需要吃汤药祛湿了。因为每天的不当饮食都会损阳而生湿。很多人一边喝着祛湿的茶，一边给自己新增很多湿气。

第二点：阳虚的人，湿从内生。这是因为阳气不足，不能够很好地蒸腾、运化水湿，也就是说水湿在体内容易停留，而不容易被代谢掉。

地面上的水被太阳一晒，就蒸发了，干了；洗的衣服被太阳一晒，也变干了；炉子上的水也能被烧干；衣服也能被烘干，等等。这些都说明了湿需要热能去蒸腾、运化。因此人体缺少了代表热能的阳气，会产生水液

025

的停聚。

水液停聚在皮下会导致浮肿，比如有的人脸肿、腿肿、手肿；水液停聚在身体空间会造成积液，比如胸腔积液、肺积液、盆腔积液、关节腔积液等；水液停聚在小关节会造成关节胀痛或僵硬，比如有的人手指关节、膝关节、踝关节等疼痛或者晨僵。这些人多数都是阳虚体质。

人得阳气而活，阳尽人亡。就是说阳气足，人活得久，等阳气没了的时候人就死了。《黄帝内经》里的原话是这样说的："阳气者，若天与日，失其所则折寿而不彰。"而所有寒凉的东西都会损伤阳气。

很多人说"我就是爱吃这些"。是的，爱吃是习性。从健康和习性上去做取舍，要改掉人的习性不是件容易的事。人的本来习性是贪求舒适、懒散、贪吃的，这些都是需要克制的。能够自律的人才拥有健康和成就。比如演员，在美食上都很自律，不自律就无法管理身材，身材走样就会影响演艺事业。因此，有舍便有得，有付出就有收获。要衡量是贪得一时口腹之欲好，还是健健康康的好。

2. 关于怎么祛湿

很多人想尽各种办法祛湿，包括汗蒸、运动出汗、泡脚、喝祛湿茶等。这里明确指出，大汗不仅不能祛湿，而且还伤血。而微汗可以祛湿，有利于身体健康。

有些微胖的人本身就是水肿型或者痰湿体质，大部分人虚胖而血少，减肥还十分困难。汗蒸是一种强迫出汗的行为，通过热气熏蒸40～60分钟使人大汗淋漓，但是这种方法并不养生。

中医认为，汗出于营血。简单地说，汗是从血里出来的津液，出大量的汗就会伤血。但是运动或者大汗后喝水，水并不能直接进入血液，因此喝水并不能补充大量出汗造成的血中津液的减损。所以中医经典里从来都把握一个"微汗出"，就是说微微出一点汗对人体是有利的，既能打开毛孔宣通内外，使体内湿浊通过毛孔而出，又不损伤血中津液。

中医有个理论叫作"血少者无汗"。我碰到好多女生，月经量很少，平时不易出汗或者从不出汗。这类人群往往皮肤干燥，不可强行出汗，要懂得保存津液，使其不受到损伤。

对于有些血少而体内水湿很重的虚胖人来说，稍微活动出出微汗就恰到好处了。

另外，中医认为"血载气，气行血"，"大汗亡阳"。因此，长期大汗的结果是阴阳两伤。有人说了，中医就是一个阴阳，没什么可怕的。这是因为现代人对中医阴阳的认知太少，中医认为阴阳是人之根本，万事万物之根本。阴阳损伤听起来不如心梗、脊髓肿瘤、癌症可怕，很多人还会说"看西医会被病名吓死，看中医吓不死人"，其实不然。

3. 这些湿气怎么总去不掉?

从患者角度来说，错误的饮食、错误的养生和错误的生活习惯，都可以导致体内湿浊丛生。

从中医角度来说，湿邪黏滞而缠绵，病程时间长而不易速去。更重要的是人体内不是只有湿邪这么单纯，往往湿邪容易与痰、瘀、气互相交结掺杂一起。

这些混合物，小而言之像血管里血液黏稠等，中而言之像各种肿瘤，等等。人体内的垃圾并不单一，时间一久，湿也不再似澡堂子里空气弥漫的湿气，而成了厨房垢结的油污。如果能每天清理，倒也干净，如果日积月累再去清理，清理干净就不是朝夕之事了。

身体体质的不同，决定了湿重与否（内因）：

1. 阳气亏虚或不足，均对水湿运化无力

阳气运化水湿，自然离不开心脾肺肾，心肾都是热量的动力源，加热蒸腾水液；肺气疏通水道，使津液/水液不会凝结聚集；而得不到蒸腾的水液聚集在肺中变为痰浊；脾气运输水液，使心肾蒸腾的水气弥漫全身，濡养四肢百骸，如果得不到濡养，则肌肤不润泽。

2. 郁阻气机，阳气不宣通，郁而生湿

这一类是情绪上生气、隐忍、压抑、恐惧等造成郁阻气机，影响气的运行，产生郁热、郁湿、郁火、瘀血等。我们每个人都继承父母亲的体质，有的人天生肝气郁滞，又有的人从小生活压抑等，都会造成水湿在人体脏腑和肢体的分布不均，比如有的人容易颜面浮肿，有的人腿肿胀，有的人容易胃胀、小腹坠胀、阴囊潮湿，等等，都是水湿集聚造成的。

外在习惯加重身体湿气（外因），以此类推。

1. 食用生冷寒凉之物：冰水、冰啤酒、冰激凌、过多水果、过多牛奶等

很多人吃了冰东西、牛奶，甚至西瓜就拉肚子，这就是寒凉损伤阳气的结果。有人举过这样的例子：某人喝0℃啤酒进入人体，然后经过代谢，排出与人体温度相同的37℃的尿液，这个过程需要人体阳气（热能）加热，是一种过度损耗，增加了身体负担。就像炉子上烧水一样，烧冰需要加温使冰变成水，然后沸腾，身体中的过程与烧水相比，耗费的能量

更多，时间更长。对于人体而言，如果本身阳气虚损，喝了水很快就上厕所，俗称"直肠子""尿急"，憋不住尿，这是身体已经没有更多的热量去蒸腾、气化，就好比一锅烧不热的水，直接倒掉了。

2. 出汗后让湿衣服贴在身上

有的人很容易出汗，一部分人活动或者运动后正常出汗，还有一部分人是自汗，没干什么活却哗哗地出汗，这类人阳气虚衰，需要治疗。人体在出汗后毛孔打开，这是一种正常的生理现象。但是汗湿的衣服带着湿气贴着皮肤反而让汗液这种湿气再次从毛孔进入，人体皮肤反吸身上的水气、凉气。这就是湿衣服伤人的道理。

3. 出汗后马上洗澡、吹空调

与上面同样的道理。人体出汗时毛孔打开散热，同时代谢血脉中过多的水分。这时候马上洗澡或者吹空调，会导致洗澡水的湿和空调的寒，直接从毛孔进入，日子一久，会变生诸病。

我记得李可老先生曾经治疗过一个在理发店洗头时，被头顶的电风扇吹着致病的女患者。这个女患者平时因身体阳虚有寒邪入体的畏风畏寒的症状，这一次洗头吹风后诱发了深度畏寒，大夏天裹着毛衣仍觉得习习有风，行走坐卧头顶离不开帽子。这是一个真实的案例，李可老师也治疗了很久，抽丝剥茧一点点去除病根。

4. 受冻、在天冷的时候露胳膊露腿

受寒、受冻或者天冷时穿得少、露胳膊露腿，一个是受凉，一个是受寒。寒和凉的区别是，寒是凉的加重，程度不一样，寒比凉更伤人体。我小的时候，天气冷，很多同学手上、脚上会生冻疮，这就是受寒造成的。

有的人因为雪地急行或者被困雪地，会导致局部手足完全坏死。这都是寒阻气机，影响血液运行造成的。

5.工作、居住在潮湿的环境，比如冷库的工作环境、船员的工作环境、潮湿的房子等

这种情况感受到自然环境的湿邪比较重，对身体造成影响。外湿容易侵袭肌肉、骨头和关节，因此很多人因为工作和居住环境潮湿，容易关节疼痛或者变形，严重影响行走和生活。

6.体质因食凉而人为改变

有一类人本来身体挺好，但是喝冰水或者大量吃水果很多年，最后把自己的体质改变了，便成了阳虚的体质。冰东西百害无一益，就不要吃了。水果、牛奶不是说不可以吃，可以少量吃。凡事都不能过，万事万物都有一个标准或者准则，过之都为害。

还有很多类似原因，不一一列举。

因此，对于人体而言，越是身上受寒的地方、越是湿气聚集的地方，就越胖、越粗、越臃肿，就是这个道理。如男生的啤酒肚，女生的"游泳圈"、大粗腿等等，都是痰湿日久聚集，不能化开导致的。

减少吃凉的，预防受冻，避免以上那些不合理的饮食、穿着习惯等，定期调理一下，体内湿气就不至于导致臃肿肥胖，进而产生重大疾病。

我们不能总是想着吃什么祛湿，而应该是从源头上改变日常习惯和贪嘴，从小事上注意，就能远离疾病。

湿阻气机，导致气机逆乱。湿伤阳气，导致体质虚寒。中医讲，有阳气则寿命长。反过来说，无阳气则病邪丛生，甚至影响寿命。

结论

1. 管住嘴是最好的祛湿方法，要饮食有节度。如果已经不适，就要忌生冷，寻求中医治疗或调理。

2. 适当活动或运动，微微出汗即可，切忌大汗淋漓。可以做瑜伽、健身操、太极、五禽戏、八部金刚等。

3 中医常说血虚，应当怎样补血？

临床上疾病是多种多样的，有纯虚之人，但是仍以虚实夹杂为多。我今天挑选一个情况讲说一下。肝血亏虚可以引起的病症：烦躁易怒、焦虑不安、不寐、月经量少或闭经、停经、提前绝经，脂肪肝、早泄、夜盲、目疾、疲劳、手脚麻木、皮肤干燥等等。

很多人听到这里，就说：我经常补血呀！我吃大枣、吃阿胶、吃猪肝、吃枸杞等等。

这里有一个很大的误区，说出来，恐怕要伤了各位的心：上面这些食物都不能直接补血。

我们先来看看血的生成与哪几个脏腑有关吧！

1.中医讲"脾为后天之本，气血生化之源"

这里指出人的气血生化靠的是脾。脾指代的是脾脏及脾的消化功能。好比电脑是硬件，电脑的运行需要软件，是一样的道理。有的人说我胃口特别好，很能吃。"能吃"和"能吸收"是两码事，"能吃"是胃的受盛功能，就是胃容纳食物的大小；"能吸收"是脾肠运化和转化功能。

如果一个人胃口好，能吃，说明胃的功能是比较强的。但是与能不能消化、吸收、化生气血是没有关系的，那要靠脾和小肠的功能。当然，如果一个人胃口差，吃进去的东西都很少，那消化和运化功能也不可能强大。

临床上很多人从小脾虚，吃饭少、消化差，逐渐变成了脾虚肠滞。这当然与饮食习惯有关，生冷寒凉之物吃得太多，拖累了自己的脾和小肠，使其化生气血功能降低。

人活着，就要靠食物。吃的是食物的气（炁），通俗地说是能量。但是食物不能直接等于气血，中间缺少一个重要而复杂的转换过程，**即物质到能量的转换**，必须通过脾肠的运化才能把吃进去的食物转化成气血。

中医认为小肠的运化作用非常大，它能"化赤为血"，是把饮食转化成血的功臣。人体有两个器官与血液关系密切，一个是心，一个是小肠，因此有心与小肠表里的经络关系。心气推动、搏动血液，使血液在脉管运行，而不溢出脉外。而"脾气散精"，在脾之气的运行、带动下，能把饮食转化的精华运送到身体各个部位。人体核心的就是气和血。

中药里头养血补虚的药物更多是通过配伍、调和脏与腑，使得气血升降趋常、气血生化能力加强来达到补血养血的作用。

看到这里，各位读者明白了吗？吃的所有东西都不能够直接补血，没有"代血浆"的食物和药物。医院输血是一种急救方法，直接把血液输入血管里，给大量失血的生命一个缓冲和补救。但是一个人是不可能长年累月靠输血去维持生命的，否则血液病的造血功能障碍就不可怕了。

造血和生血是脏腑功能协同作用发生的。

人，必须靠自身化生气血的体系存活。大枣甘甜是入脾的，不能直接化生气血。阿胶是驴皮所制，血肉有情之品，纯阴之物，单吃容易损伤胃气，因此阿胶要配黄酒促化。但阿胶善于养心肝肺之阴，作为药用，配伍得当，阴阳调和，有助于气血化生。所有药物和食物都是如此，不是直接作用于血脉，而是协同产生作用促进气血化生。

这些道理，各位读者看明白了，也就了解了中医对人体气血化生的解释，也就知道了哪些食物真的对自己有利。

2.中医讲"肝藏血"，"目得血而能视"

"**肝藏血**"。肝将人身之血收藏于肝，在夜间睡卧之时进行新陈代谢，在白昼人体活动之时传输四肢百骸，供人体机能使用。"故人卧血归于肝，肝受血而能视，足受血而能步，掌受血而能握，指受血而能摄。"

肝血不足是咱们这个时代的病，还有可能将这种体质延续给下一代。写到这里我想起一个中医大夫的话：准妈妈们要调理好自己，再延续生命，给自己和下一代一个更健康的身体。

"肝开窍于目，目得血而能视"。眼睛是人心灵的窗口，一眼望去，一个人的神采就在于眼睛的光泽，有的人眼目昏暗无光泽、无神采。故肝血充盈，上注于目才能两眼有神、熠熠生辉。

"久视伤血"。古代绣娘绣花有用眼过度导致眼睛瞎了的故事。现代人离不开手机电脑，甚至手机不能离身，玩游戏、聊微信、看电子书、刷屏等，眼睛几乎一直在看手机。古代没有这些电子产品，只是一个"挑灯夜读"，都提出久视伤血的概念，那今人"久视伤血"看到目盲似乎也成为趋势，所以现在孩子近视很多，眼睛出问题的也很普遍。

3.中医讲"心主血脉"

这是指心有推动血液运行的能力，心是把血液输送到脉管和四肢、皮肤等身体任何一个部位的动力泵，心是推动气血运行的。所以肝与脾生血、藏血、统血的功能弱，则心无推动血液的动力，皮肤不得润养而变得干燥、五脏不得润养而变得烦躁、大脑不得润养而变得迟钝等等。脏腑与脏腑功能是一环扣一环的，环环相扣，离开任何一环都会出问题。

因此，胃脾肠是把食物转化为气血的关键；肝是血之宅舍，是转化新鲜血液、排除毒素的关键；肾是先天资粮，用尽则灭。

如果把人出生后用满格的电池来计算的话，从娘胎出来，电池电量就开始损耗、减少。如果消耗快那么电量就剩的越来越少，生命就会提前终结。如果在整个过程中，使用得当、减少损耗，合理养护身体，那么电池寿命就能相对延长。

因此，养血补血养命，保持年轻、保持健康，就要均衡、平缓地消耗生命之电量：

● 少吃生冷、拒绝冰寒之物——以保障脾气健康运行，增强卫外能力。

● 不熬夜，在晚上11点前睡觉——在睡眠中深度平静，以保证血液回藏于肝，养肝肾。

● 放下手机、电脑，多走进自然——以减少耗神伤血。

● 节制欲望，不要手淫——以保证肾精不过度流失，肝肾同源。

● 不过饱、过量食用蛋白质——以保证胃肠道的正常能动，不产生更多的瘀堵，洁净肠腑。

● 适当静坐、打坐——以让心火不亢盛，能下归于肾。

4 不要随便喝时下流行的"保健"茶饮

网络上各种治病、祛湿、保健的代茶饮，名目繁多。红枣枸杞茶、降压茶、降脂茶、祛湿茶、减肥茶、除口臭茶等等，五花八门。

又或者网上发布了一个治疗什么病的"特效处方"，大家趋之若鹜，拿自己的身体当试验品。

又或者患者在百度上搜索，有一个治疗什么病的方子，跟自己一对比，很像，于是大胆拿来就用。

问：网络搜索到的处方或者时下流行的代茶饮对身体到底有没有好处？

答案是：瞎猫撞上死老鼠，巧了，有效没效全靠运气。这些保健茶多数连个偏方都算不上，就是几味中药拼凑在一起，臆想能治什么病。根本不是正确的中医治疗方式。

中医的灵魂是中医大夫的辨证论治。即中医大夫根据患者个体体质差异去辨别阴阳、寒热、虚实的情况，然后有针对性地利用草药的四气五味属性，去弥补患者的不足达到调理、治疗疾病的目的。好比一个优秀的裁缝，肯定是量体裁衣，绝不可能按小胖身材设计的衣服，去给大胖穿。因此，草药离开了大夫的辨证，施治就失去了灵魂，中草药也变成了普通的植物，不再是中药。

偏方，是民间流传、具有某一方面特殊疗效的中药方。它是唯一一种不需要大夫的辨证论治，可以去尝试药效的方子。偏方之所以叫偏方，不能称为处方，就是没有大夫专门针对患者辨证论治，因此不可能是人人都有效果的。

这些养生茶不仅起不到养生保健作用，更有可能"喝错了"，如果长期喝，反而导致身体出现其他问题。看到铺天盖地的保健茶广告，我就萌发了写这篇文章的念头，告诫大家不可随意喝。原因很简单：一是大家不了解自己身体体质，二是网上的方子也不是医生有针对性地为个人开具的。

要知道，世界上既没有一种包治百病的药或药方，也没有在不进行诊治的情况下，直接可以包治万人的处方。

点开购物网站随便一个"降三高茶"就有上千人购买，再来一个"桂圆红枣枸杞茶"加上一个暖宫补气血的字眼，买的人也不下千百。

与其喝错，不如不喝。

有些东西并非像宣传的那样有效。需要用智慧去识别，而不是盲从。选择保养品、药茶，应该思考一下，对别人有用，不一定对自己有用。不要拿自己当试验品。

与其随便在网上购买降脂茶、降压茶，不如认认真真找个大夫去调理身体，对自己生命和健康负责。

正规的中医大夫要四诊合参才能对一个人进行诊断开出处方。他所开具的处方也有排兵布阵的药物组合搭配，而且几个药物的配伍都是有讲究的，不是随便拿几个看似有某种功效的药物凑合在一起就能治病。代茶饮不符合这个规范和要求。正规的中医不是这样的，这里需要给中医正名。

大家要记住，所有的食物，包括水果、药食同源的食材都有自己的"偏性"，这个偏性就是药性，不适合自己反而有害。比如牛奶，有人喝了胃胀拉肚子，就是因为不适合而损害了身体，如果只是看中牛奶补钙的作用而强行饮用，反而给身体带来病痛。

我从来不在文章中推荐某个食物或药材，是因为它们没有这样的普遍适应性。害怕推荐错了犯了错，所以不敢随便说。

我曾经接诊过一个女孩，头痛虚火上冲、疲劳乏力、月经不调、下焦寒湿瘀很重，手心出汗比较厉害。治疗过程中的一次无意聊天，发现她每天都喝大量的菊花泡水，而且一喝就是两年。菊花凉，少量服用清利头目，但是大量、长期服用，对她这种体质是不适合的，反而增加下焦小腹湿瘀。

因此，劝告各位朋友，别因为看到网络宣传，就拿自个儿身体做试验。这是一件重要的事情：不要随便喝，不能随便补，不能随便吃！

5 不该补时补成毒

过补成毒！这也是我在平时看诊时，经常劝解大家要注意的一个盲点。

一波又一波盲目进补热潮此起彼伏。很多人都觉得自己虚，"该进补"了。海参、虫草、鱼油、维生素、燕窝、钙片等等，甚至药物，不管有病无病，都要为自己进补。

如果是纯虚之人，当然可以补一补，治疗也很简单，前提是要补对了。

可是现代人饮食结构混乱，吃得五花八门，多有肠胃气机壅滞，痰湿瘀浊内藏，因此，补益要慎重。进补最大弊端在于壅滞气机，容易产生瘀堵包括囊肿、息肉、结石等，反而增加身体得病的概率。媒体也报道很多进补不当引发健康损害的情况。

对于中医大夫来说，救人药材和害人的毒材是没有绝对界线的。人参用错了能治死人；乌头有毒，用对了能救人活命。根据病情差异用来治病的就是药材，万一诊断错误，使用不当，就是毒材。因此，对食物的理解应该也是这样。

比如老百姓经常会觉得药食同源，很多食物是进补常品，比如红枣、桂圆、燕窝、枸杞等。实际上有不少人吃了红枣桂圆会胃胀、反酸。反过来手脚冰冷的人即便是补燕窝，也不能改善手脚冰冷。所以这些食物与体质搭配不得当，都对人体有害。

实际上，不管普通药材还是补药都有自己的偏性：偏凉、偏温、偏辛、偏咸等，好比每个人都有自己的个性，或内向，或热情，或稳重，或偏执等。

有些中药本身也具有一定毒性，比如生附子、生乌头、马钱子等。而治疗，正是利用这种偏性甚至毒性，来纠正人体在生病状态下的寒热、气血、阴阳、虚实的偏差，这才是治疗的涵义。对于有毒性的药物，使用一定要谨慎，剂量一定要有把握。

我接诊中碰到过很多乱补的例子。比如，有人说海参增强免疫力，对肿瘤患者比较好，每天给自己吃一根海参。我碰到他的时候，他便问我这样对他是否合适。我说，你得亏问我，你的痰湿这么重，偶尔吃吃海参没有关系，常年累月这样吃反而对身体有害，瘀堵才是癌症的根源。

人体是复杂的，而生病的人体是更加复杂的：寒热错杂，虚实夹杂，或湿重，或热重，或气机紊乱，很少有单纯的虚。

各个时代都有爱好进补的人。药店里很多名贵中药当作补品出售，没有用药指示；电视节目《养生堂》也在传授如何进补，如何用药膳。但是，时刻要记住，离开中医大夫的辨证论治，各种进补都是瞎补。

补药不一定是好药。如果身体不适合用这味药，药不对证（中医的辨证，不是症状），那么人参、鹿茸、枸杞、石斛、阿胶都是毒药，不但不能治病，还会使病情加重。药的好坏，在于是否适用于这个人体、用药是否得当，而不在于药价的贵贱。

"每一种药材都有不同效果，依据病情差异用来治病，就是药材，使用不当就是毒药。"

看到很多人盲目地进补，使用很多补药和补品，我很担心。有人说人参、西洋参、黄芪补气，天天拿来泡水喝；铁皮石斛价格昂贵，一盒几千块，有人拿来天天吃。这些且不说，寻常百姓从《养生堂》也学会了用一些中药泡水、炖汤。

有人说枸杞吃了长寿，于是微信上到处在宣扬吃枸杞好。长寿如果能归功枸杞，那古代帝王就没有短命的了。

这些随意进补，无疑是自己给自己开方用药。有的人吃了马上不舒服就停止了；有的人吃了短期内没有出现不舒服，还在长期服用，这样危害就大了，数量和时间的积累是祸端。

有人为了锻炼肌肉，每天大量食用鸡蛋、蛋白粉。事实上，身体不能吸收的、与自己身体的偏性不符合的，都是"毒药"，都是为以后患病制造机会。

看诊中很多人都跟我说了同样的一句话："我以前从来没这样难受，这是第一次。"是啊，疾病是一个不断累积的过程，程度轻不会爆发，程度重自然就爆发出来了。

生活上

现在我们生活条件太好了，高蛋白、高营养的东西吃得超出了身体能吸收的量，剩下的不能吸收，不仅增加肝肾代谢的负担，还生痰、湿、瘀，增加大小肠的负担，这些垃圾不能及时排出体外，就成为"病理产物"，也就是导致人体生病的原因。淤积越严重，日子拖得越久，得不到清理，垃圾就会发酵，也就给身体制造了生癌的环境。

治疗期间

在治疗期间，邪气未去，浊毒未清之时，也不能使用补益之药，肿瘤癌症患者尤其应当注意，进补不当会加速肿瘤生长。这并非是"虚不受补"，恰巧是"实不受补"。敌人强大时，送去的粮草肯定是被敌人抢走了。这好比管道里头淤积污垢很多，你往里头倒纯净水或者天山雪水，流出来的肯定不是洁净的水。首先要把管道清理干净，才能倒出干净的水。道理是一样的。

所以调气、降浊是很重要的一步，浊去气才能顺，调气升降，理顺了，那些痰、饮、瘀、热等病理产物才有可能不再阻碍气的运行。气顺血顺。

古人说：人参杀人无过，大黄救人无功。

世人崇尚补益，一说吃人参，病家很高兴，殊不知夺命在不知中，药不对症谓其毒，这才有古人大发感慨。大黄既能活血化瘀生新，又能清泻肠道，可是病家都不喜欢腹泻，一有腹泻就觉得医家把自己治坏了，所以才有"大黄救人无功"之说法。

人命至重，贵于千金。不该用的药，哪怕是三七、鹿茸、海马、阿胶、川贝这些药也不能用，不对症用了无益。有的病家一看，方子都是好药，心中窃喜；有的病家一看，这些药这么昂贵，一定要好好吃；有的病家一看，这方子上的药怎么这么便宜，觉得一点好药都没用，就对之不爽快。

　　药是治病的，不是好看的，在北京的道路上，开什么豪车也跑不起来，不管是开宾利还是QQ汽车，其作用是一样的，豪车只是身份和富有的象征。

　　不管是医生还是患者自己，都应该有一种畏惧感，有畏惧感在用药和进补的时候就会慎重，万一失误会导致很严重的后果。

6 发烧咳嗽，注意饮食才能更快痊愈

冬、春两季是外感的高发期，因为气温变化很大，乍暖还寒，身体不能够快速适应自然界的天气变化，所以很容易感冒、发烧，甚至咳嗽。

今年又赶上新冠肺炎肆虐，无疑加重了大家对感冒的恐慌。所以尽量让自己不要感冒。春、夏、秋三季睡卧关好门窗，不要开窗睡觉，以免被户外阴风所伤。冬季开窗通风要做到人不在则开窗通风，人在则关窗保暖。比如人外出了，就打开窗户通风，回来就关上。切忌人在房间里，开窗通风，这是一个大害。另外要做到饮食有度，作息有常，随时增减衣物。

刚刚发烧的人一般食欲比较差，不想吃东西。这个时候胃气虚弱，胃动力不足，消化功能差，只能接受一些粥食之类，这是顺应身体的需要，让身体的正气去抗争邪气。

对于感冒发烧的人，中医认为正邪相搏于表。如果强行给予鸡鱼肉鸭，以为能够补充营养，反而特别容易引起消化不良，造成病情缠绵不愈。这样，外邪未解，反而增加脾胃问题，不仅对退烧不利，让发烧持续时间更长，而且对脾胃伤害也大。

对于正在咳嗽的人，肉食容易生痰湿，冷饮水果容易闭肺，甜食也容易化生痰湿，都会加重咳嗽或者延长咳嗽的时间。比如很多人喝梨汤，咳嗽不见好还加重了，就是这个原因。梨汤针对的是燥咳，属于内伤咳嗽的燥咳，比如北京室内暖气太燥导致的嗓子干咳可以喝梨汤，这是因为此人本身肺阴不足，加之室内干燥所致。但是其他证型的咳嗽不适合，即便是北方室内有暖气，但又外感风寒的咳嗽也不适合。梨汤证型的咳嗽很少。之所以梨汤或梨膏受欢迎，是因为口感好，尤其孩子容易接受。

我有几个患者，有的咳嗽3~4个月，有的来就诊时已经咳嗽3~4年，因平时饮食没有注意，咳嗽时照样吃生冷，也没有避免受风受凉，因此迁延不愈。

发烧咳嗽时饮食应做到：

1. 清淡：少肉或不吃肉。

2. 食物软烂，易消化。

3. 不要吃生冷之物，包括冰饮、牛奶、酸奶、水果少吃。

中医经典《伤寒论》里头关于饮食的条文很多。人活着要靠食物维持生命，食物要靠脾胃研磨消化，这是人后天之本。能吃、不能吃直接反映人身体的好坏，或者患者愈后的身体状况。

《伤寒论》讲到很多汤药喝完后，都要喝热粥一碗，一方面是粥能养胃，一方面是热粥助药效。

比如12条：桂枝汤……服已须臾，啜热稀粥一升余，以助药力。

所以生病后用一碗热粥养胃气是最为适合的，其一好消化，其二身体生病，正邪抗争，脾胃虚弱，养胃就能帮助身体增强抵抗力，帮助身体较快病愈。

提到疾病好转后，饮食调养需要注意的条文，就有好几条。

比如398条：病人脉已解……人强与谷，脾胃气尚弱，不能消谷，故令人微烦。

就是说患者刚刚好转，强迫让他多吃，这个时候患者胃气还比较虚弱，本来吃不了那么多，但是强吃之后，脾胃消化不了，各种难受，反而导致患者容易烦躁，脾胃也受到损伤。怎么解决呢？少吃就可以了。

所以有的人吃多了难受、易烦躁的，还是要少吃一点，七分饱就行。

再比如195条：食难用饱，饱则微烦，头眩。

就是说吃了很多但不觉得饱，因此不知不觉中吃多了难受，容易烦躁，还会引起头晕。头晕的原因是全身气血集中到胃脘进行食物消化，所以头部血气不足，这是一个虚人。

我在临床上也碰到一些人吃多了不仅胃难受，心脏也难受，还有头晕的，就是这个道理。吃得多而杂，不好消化，使得消化时间比正常七分饱的时候更长，引起身体其他地方气血不足。

再比如243条：食谷欲呕，属于阳明也，吴茱萸汤主之。

就是说有的人吃饭恶心想吐，或者闻到饭菜味道觉得恶心，这是胃寒导致的气不能顺降。从临床来看，有的人感冒了，也出现恶心的症状，可以是寒气伤了胃，或者寒食伤了胃。西医胃肠感冒就会有恶心症状。所以只要突然出现恶心想吐，不想吃，都是胃受寒所致。吃点葱姜煮水，或者吃点麻辣食物即可。

以上都是先祖总结的病患进食中的临床经验，供大家参考。

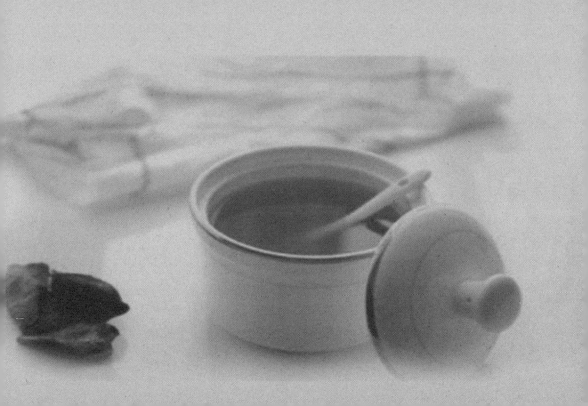

第三篇

中老年保健

1 出现这些症状，及时调理您的心脏

中医和西医对心脏疾病的认知不同。心脏在中医看来不仅仅是一个器官，还有它强大的各种功能。一般西医等到心脏发病才能用仪器检查出来，而这时一般问题都比较严重了。但是更多的早期患者，已经有症状，胸口难受、憋气、胸痛，但是医院是查不出来的。

有些心脏疾病虽然难受，但不至于马上要命，还有治疗、缓冲的余地。但是急性心梗或发病1小时内死亡的心源性猝死，那是致命的：发作快，抢救时间短，甚至没有征兆、不可预料。

中医不仅仅治疗"已病"，还治疗"未病"，而且治疗"未病"才是中医显著优势。一则，西医检查不出来；二则，在疾病尚未形成的早期进行调理，避免以后发生重病，或者减轻发病的程度。

我在看诊中发现很多人并没意识到自己的心脏有问题。他们觉得心脏病是老年人才得的病。现在则不然，很多20多岁的人就已经出现了早期心脏病的症状，甚至有不少儿童。

心脏功能不好，但是仪器检查还没有异常，被现代医学称为"隐性冠心病"。

现代医学对隐性心脏病的定义为：患者平静时或运动后心电图有心肌

缺血表现，但无临床症状。

六成以上的冠心病平时不易"现形"，基本没有明显症状，所以很多患者都误以为自己是个健康人，发病时猝不及防。正因如此，"隐性冠心病"已成为心脑血管疾病中可怕的"杀手"之一。

病因

1. 体质继承：每个人都是父母所生，继承了父母亲的体质。这不是遗传，这是中医体质学说。来就诊的绝大多数都知道自己父母谁有心脏病，甚至祖辈中谁有心脏病，但是并不知道自己也有这样的趋势。

2. 所有发病都有诱因：疲劳、熬夜、受寒、郁怒等。

有人告诉我，他们老总还很年轻，因疲劳过度在公司猝死。

有人告诉我，他们小区一个老人在公园里散步，突然倒地，等20分钟后救护车到来，已经没有生命体征。

有人告诉我，他们同事夜里睡下，第二天再也没有醒来。

有人告诉我，他的同事中午喝了一顿酒，趴桌子午休，到下班也没起来，再一推，人已经没有知觉。

这样的例子很多。心脏病发作的诱因往往是后天造成的，比如过度劳累、熬夜、不良情绪、节食、寒冷刺激，甚至只是突遭雨淋或是一次豪饮而诱发，出现胸闷、头晕、憋气、胸痛等症状，严重的可出现心梗、中风甚至猝死。当然除了发作诱因，也是有体质作为前提的。

必须防患于未然

对症看看您的心脏是否该调理了。

您是否有以下一部分症状：浑身无力、容易疲劳、心慌、胸闷、胸痛

（闷痛、隐痛、胸痛彻背）、气短、头晕、后背痛，后背痛放射左肩、左上臂痛，呼吸困难、乏力，下肢水肿等。

有的人初期症状更加轻微，只是时有长叹气，甚至有的人在相对密闭的环境才会觉得胸口憋闷、头晕，要马上开窗呼吸。总之，如果出现以上症状，要引起重视，采取中医调理，截断病情发展。

结语

所有疾病的发作，都不是当下那一刻才形成的，都是一点一点累积，当这种累积达到一定程度，有一个小的诱因就能发病。

很多人从未有过心脏病的症状，但是一发作就是心梗，甚至急性心梗，就是因为之前细小的症状被忽略了。很多时候心脏B超检查出来有问题，但大夫认为很轻微，告诉患者不需要治疗，这种情况应该接受中医大夫调理。

其实应该治疗的道理很简单，一辆汽车出了很轻微的毛病，都是需要检修的，怕造成更大隐患。何况是人体？人的生命只有一次，不可重来。

2 中风有先兆，可提前预防

中风是中医对于脑梗或脑溢血造成身体偏废不用或突发晕倒失去意识的称呼，对应现代医学的称呼分为脑梗和脑溢血。脑梗和脑溢血都属于中医中风范畴。

脑梗：

心肺肾功能差，阳气不足，造成血流速变缓慢，容易痰湿郁夹杂，形成脑血栓，即脑梗。

脑溢血：

中医讲，血热则迫血妄行。肝肾不足，虚火上冲于头，造成血管压力增高。脑溢血可以理解成脑血管压力太大，出血后压力得到了释放，这是身体的自我救赎。及时发现的能及时抢救，但是错过了最佳救治时间就会比较麻烦。

中风最大后遗症就是肢体偏瘫，行走障碍、语言障碍，有的丧失自理能力，甚至昏迷不醒，吃喝拉撒完全需要依靠他人。

有一个四十多岁的男士，我给他摸完脉，跟他说："你这个体质容易脑梗，需要注意。"结果他告诉我几个月前已经中风了一次，幸亏及时发现，后遗症不严重。

有一个六十多岁的先生，过来找我的时候，面部已经不能做表情，半边身子已经瘫痪。

有一个家族，兄弟姐妹中三人找我调理，一摸脉，三人之前全部都得过脑梗，有家族性病史。

这样的体质在临床看诊中天天都能碰到，而且越来越年轻化。

春、夏季风多，自然界的风和开窗的风，对于肝肾不足的人、肝郁化风的人、血虚风动的人、肝阳上亢的人，容易同气感召，外风引动内风，就出现了中风症状。

第一类需要注意提前预防的人群

家族中有人有中风史或者直系亲属（父母）有中风的。我们每个人的体质都继承于父母，因此，父母体质会直接影响我们身体，这种能提前预警，提早预防。

中风的病情有轻重之分，病位有深浅之别。其实吹风后头痛也是中风，只是这个很轻，发作于体表阳位——头部，没有列入危害较大之列。而面瘫虽是头面中风，但比一般的受风要严重。

《金匮要略》把人的情况，按照轻重程度归纳为四类：

"邪在于络，肌肤不仁。"就是大家平时感觉到的肢体发麻发木，脸部麻木等，是因为络脉受风、受寒等造成的，这是比较轻、浅的病症，危害比较小。

"邪在于经，即重不胜。"这就是大家平时也能感觉到的腿脚、胳膊没力气，发沉，不灵活，僵硬，或者肢体活动受限，不能抬高手臂，不能后背，或者拿不起东西等。

"邪入于腑，即不识人。"这个不识人有两种情况。一个是中风昏迷状况或者中风后遗症大脑神腑不明，不认识人；还有一个是老年痴呆的不认识人。

"邪入于脏，舌即难言，口吐涎。"这个也有两种情况。一个是中风后遗症言语不清，说话不利索，出现语言障碍，以及口唇肌肉失约，口内涎水自流；还有一个是癫痫，风痰攻冲于脏造成的言语不利，口吐痰涎。

所有这些情况，临床都比较常见，不管是肢体麻木，还是肢体僵直活动受限，又或者是脑梗脑溢血后遗症。

第二类需要注意提前预防脑梗的人群

平时存在的头晕、记忆力减退甚至遗忘、胸闷、颈椎病、认知障碍或者低压高的人群需要注意，提前预防。

这个又分成两类，一类有症状的，演变成了脑梗或脑梗后老年痴呆；一类没症状的，仅仅是认知功能障碍的，演变成了老年痴呆。

第三类需要注意提前预防脑溢血的人群

平时血压高的，尤其是高压和低压都高的、血脂高的、长期失眠的、烦躁易怒的、腿脚怕冷甚至冒凉气的、走路头重脚轻甚至发飘的。

3 安宫牛黄丸是不是保健药?

很多人认为安宫牛黄丸是保健药,能预防脑中风,买了送父母,让他们当保健药吃。也经常看到微信朋友圈有人发消息说季节交替时候用安宫牛黄丸保健。一时间,安宫牛黄丸被炒得沸沸扬扬。

首先作为中医大夫的我,需要说明几点。其一,不管是什么药,它都只适合对症的人。不懂药性、不了解患者体质的,不能随便吃。其二,安宫牛黄丸不是保健药,属于急救药。其三,安宫牛黄丸的药性属于清热解毒、镇静开窍,属于治疗热性晕厥(热闭神昏)的急救药,主要针对症状一是高热,二是昏迷,没有这两个症状的人都不能吃。

很多得过心梗或者脑梗的人并不适合吃安宫牛黄丸,一吃就错。我作为临床一线中医大夫,接诊了许多心脑血管病的患者,临床上很多心梗都是心阳不振,不少脑梗也是心肾阳虚,痰迷神窍。而安宫牛黄丸里头牛黄、犀角、黄连、黄芩、栀子等都是清热药物,既然清热肯定是针对热证,而那些心阳不振、心肾阳虚的人本来火力就不足,是寒证,应该补阳,是不能清热的。清热本就与温阳背道而驰,简单地说这类人吃安宫牛黄丸就吃错了。

今天看诊一个患者,从外地过来。我一摸脉就问患者:心脏不好,有没有症状？他说，现在没有，但是一个月前因为突发胸闷喘不上气，诊断急性心梗，已经装了一个支架，而且医院还要求搭桥。我又跟患者说，这个脉象容易脑梗，一定要注意了。患者说，去年已经脑梗了。我又反复嘱咐，去年得过脑梗，还有可能再次脑梗，一定要谨慎。这时候患者爱人对我说，这次急性心梗发病前18天曾经服用一粒安宫牛黄丸，对后来的心梗是不是有影响？我说，是的，吃错了药。阳虚还清热去火，这不是雪中送炭，而是雪上加霜，属于屋漏偏逢连夜雨，只会让心阳的小火苗更加微弱。等到气温更低一些，心梗就发作了。

心阳是火，最怕寒和水。很多心阳虚的人，火苗很微弱，因此冷天尤其是冬天容易发病。因此，自己不了解药性、不是大夫，就不能随便把安宫牛黄丸送给父母或他人。不仅不能保健，反而适得其反，加重病情，吃错药的风险更大。

再次强调：

错误一，不是所有已经得过脑梗中风的人，都可以吃安宫牛黄丸保健。

错误二，安宫牛黄丸绝对不是保健药，切记不可以用于防治其他疾病。吃错药的风险更大。

错误三，安宫牛黄丸不能预防脑梗中风。

错误四，安宫牛黄丸不可长期服用，它属于急救药，神志清醒后就不可再继续吃。

错误五，贵的药不一定就是对症的药，很多人以为安宫牛黄丸价格昂贵，功效卓著，但是吃错了一样致病。

4 三高，中医调理并不慢

高血脂、高血糖和高血压人群基本上是终身服用西药的。中医对这三类疾病，有不同的认知和治疗方法。服用中药来降血脂、血糖和血压对于一些年纪不太大又或者服用降压药时间不长的人往往效果显著。

"三高"人群容易罹患心、脑血管疾病，同时"三高"人群因出险率高，现在保险公司会因此而拒保。从这一点不难看出，"三高"的风险是比较大的，故而我们对"三高"的重视程度应该提高。

高血脂

高血脂其实就是人体周身血液减少，浓度相对加大，并且有痰湿瘀等病理产物导致血液流速减慢。属于中医的阳虚血亏，不管是肝肾不足或者阴虚火旺，必有血虚，兼夹痰湿瘀。

有人专门过来找我调血脂，也有人来调理其他问题，一段时间后去体检，发现原来血脂高变成正常值了。

一位六十多岁的女士过来调理身体，当时的症状是头晕、胃胀烧心、腰酸颓然、颈椎骨刺，手指关节疼、手胀等。服药四十服后有一天告诉我，体检血脂降下来了，这是一个意外收获。

也有一些人在我这里调理一段时间后痊愈已经停服汤药，后来单位体检，发现往年居高不下的甘油三酯、胆固醇等全部正常了，才高兴地告诉我中医调理是全方位有好处的。

高血糖

高血糖对于中医来说总病机就是心脾肾阳虚，加上湿郁困脾。中医调理血糖效果是不错的。有的患者久服西药，还是会血糖升高，只能加大服药量或者换一种更强效的西药，或者打胰岛素来控制血糖。

我治疗的大部分人的血糖值都能比吃药前下降，少数年纪大而且服用西药时间过长的人效果不明显。

有一个六十多岁的患者跟我说，为了控制血糖她不敢吃主食，已经很久没有吃过主食了，可是每天服用西药降血糖，血糖还是居高不下。我跟这位患者说，靠不吃主食去控制血糖是不行的。如果不吃饭饿死了，那血糖确实是不高了，这个逻辑是不对的。汤药使血糖降下来，不是控制血糖，而是提高身体脏腑之间的功能，顺应脏腑的习性。脏腑功能强大了，血糖自然降下来了，而且不需要刻意忌口主食。

这位患者服药效果明显，服第一次汤药之后，餐后血糖即下降，共服药三十服后空腹血糖降到6～7mmol/L之间，餐后血糖降到8mmol/L以下了。而且精神明显好转，以前到上午11点就困不可支的毛病已经不存在了。饭量增加了，吃饭也香，而且血糖是在没有控制主食的情况下下降的。

高血压

高血压有两种情况，一种是高压和低压都高，一种是低压高。高压和低压两者都高，中医认为一般是阳郁化热或者阴虚阳亢伴随气机郁滞，偏实。低压高一般偏虚，气虚、阳虚或者气阴两虚。

有的人在正常服用降压药，来我这里调理身体的过程中，发现血压降到正常，自行停服降压药，也没有血压升高，复诊反馈给我这一情况。

有的人在服用汤药期间也在正常服用降压药物，检测血压时发现自己比较高的血压也在下降。我提醒患者需要定期监测血压，以免血压下降太快，却同时服用降压药，带来另一种风险。

一位五十六岁男士去年来找我调理时，有四肢无力、头脑昏沉、失眠多梦、眼花流泪等症状，服药二十服后复诊告诉我诸症明显好转，同时告诉我最近血压值变正常了，今天早上测的血压120/79mmHg，他已经自行停服降压药。我嘱咐其再监测一段时间血压，以免出现波动。

这样的案例很多，中药治疗的时间并不长。中医调理和治疗的对象是人，而且是活人，因而古代医术被称为活人术。中医的活人活法，是为了在解除病痛的同时，让患者的整体体质更趋于良好，而不是单一针对某项指标去控制数值。

中医的整体观和全局观，调理或者治疗只会向愈，而不会让其他脏腑损伤加重，不会出现并发症，因而是安全有效的。

5 血脂高、脂肪肝与吃肉无绝对关系

我给很多患者摸脉的时候会告诉他们甘油三酯偏高，做过体检的人知道自己确实甘油三酯数值高于正常值，有的是在正常值内偏高，接近临界点。

很多患者告诉我他很少吃肉，甚至有的人说："我都吃素了，为什么甘油三酯和胆固醇还高？"我回答说，血脂高与吃肉没有绝对关系，至少正常量吃肉不会引起血脂升高。这个道理很简单，吃进去的肉直接进入胃去消化，而不是直接进入血管的血液，因此不会直接导致血脂高（血脂高是抽取血液化验的结果）。

那血脂升高的原因是什么呢？

甘油三酯和胆固醇升高，现代医学认为是血液黏稠、血栓形成及心脑血管病的主要参考数值。

中医认为甘油三酯升高主要是人体血液流动的速度比正常缓慢，加之痰湿等在身体血脉形成而造成的。人体血流变缓慢是因为阳气推动血液运行的速度降低，即中医认为的阳气不足或阳虚，都会使血流变缓。

这个很好理解，冬天因为太阳热量不足，温度低，河流里水流会缓慢，温度更低甚至河流结冰，这就与血管血液流动的原理相同，河流好比血管，河流里的水好比血管的血液。温度高、阳气足会加速血液流动；反之，温度低、阳气虚弱就会减缓血液流动。

再说痰湿是如何进入血脉的。

人体之气的运行畅通，绝对不会造成血的运行受阻。中医认为气行血行，是气推动血液在运动。但是很多情况下，人体气血会产生瘀滞，比如五脏六腑任何一个郁滞都会造成气血的瘀滞：肝代表人的情绪压抑波动，肺代表人的忧虑，脾代表人的思虑，肾代表人的恐惧、害怕等情绪的积压，心情的低落等都会产生五脏之气的瘀滞。胃肠的传导、小肠的消化、胆汁的排泄、尿液的排泄等六腑活动失常，也都会造成气血的瘀滞。

当然瘀滞可以有轻、重程度不同，所有瘀滞都会带来痰湿瘀的累积。有的人刺血拔罐，会拔出黏黏糊糊的血块和痰脂。瘀滞越重痰湿瘀的累积越重，越难化开，这种除了血脉里头会黏滞，还伴有血管的硬化和血量的减少，严重的就形成肿瘤、癌症。

我治疗了一些人，老年和中年患者都有，通过调理五脏、气血、阴阳就能把甘油三酯的指标调理为正常。当然，有些人也能够通过运动、锻炼降下甘油三酯指标，我的分析就是在运动过程中会加速气血的流动，与前面说的道理是一样的。我们跑步或者干家务就会身上发热、出汗，这就是气血在运动中加速流动了。

运动是在某一时间因外因加速气血流动，中医调理是加速身体内在的气血流动，两者是有区别的。

同理，脂肪肝也与吃肉没有绝对关系。吃的肉的油脂不直接进入肝脏。很多人脂肪肝在现在临床中我发现是肝血亏虚造成的。很多年轻小伙子或者中年人都存在这个问题，熬夜过多或者伴随思虑过多、房事过多，都容易造成中、重度脂肪肝，级别越高，肝血亏得越厉害。肝硬化就像一片干燥的土壤一样，有的缺水的地方，土壤会干裂。本来正常的土壤都有一定的湿润度，这就好比肝上润滑的血液，血液越是亏虚，肝脏就越干燥，脾气也会相应暴躁。

当然，万物都有一个度。超过这个度就是伤害。比如，吃肉太多，身体不能及时运化，直接会造成痰湿的生成。中医讲肉生痰，就是这个道理。痰和湿是一类物质的两种表现形式，痰是从湿进一步化生而来，因此中医痰和湿常常一起说。

痰湿郁积日久，就会堆积在身体的任何一个部位，在皮下形成水肿、痘痘，在肌肉形成虚胖，在皮里肉外形成脂肪粒，在关节形成积液和骨刺，在血脉造成血栓和血脂升高，在五脏就形成肿瘤，等等。

中医的治疗都是调和气血、疏通郁滞、清理痰湿，使气血更为通畅。通俗地说，血液流动加速，代谢加速，就会加速身体对痰湿瘀垃圾的清理，身体才能更加健康。

6 中老年人保护好关节，让行动无障碍

关节是什么？关节是骨与骨之间的连接，一般由关节面、关节囊和关节腔构成。是我们行走坐卧、举手投足都要用到的活动部位。

中老年人关节疼痛导致行走障碍，并且使其饱受疼痛之苦，是老年人疾病中最为普遍存在的。不能随意地外出活动，失去了行动的畅快，是最为痛苦的事情。

我在接诊中发现不少年轻人的关节问题也凸显了，等到了年纪大一些的时候，也会饱受疼痛和行动不便之苦。

大部分关节是腔隙骨关节，比如肩关节、肘关节、腕关节、膝关节、踝关节、髋关节等。中医认为，关节很怕凉，关节腔容易存湿，湿久化成痰浊。痰浊存在于腔隙之间，因此有时候关节的疼痛都带有沉重感和发凉感。痰湿阻滞气血运行，不通则痛，这就是疼痛产生的原因。

筋膜覆盖在骨骼与关节上，构成运动机能：屈伸、旋转等。光有骨骼和关节，是无法完成运动的。中医认为，肝藏血，血养筋。筋得血养，才能张弛有度。筋不得血养，就会松弛，运动无力。再加之受寒受风，导致筋变拘急，就是僵硬挛急，行动受阻，无法灵活转动、屈伸。这就是所有行动、活动受阻的原因。

肌肉就是包裹住骨头筋膜的成片成块的肌纤维，对骨骼是一种保护。筋、肉带动骨骼一起运动。中医认为脾主肌肉，主化湿，湿容易存于肉，所以会出现肢体沉重之象，严重一点的就是发麻、发木。湿久化热，导致出现红肿胀痛。

一个人消化吸收功能好才能肌肉丰实，就是我们通常说"肉长的很瓷实"。过瘦和虚胖都是脾虚表现。过瘦气血不充，过胖肉内注水养痰脂。

一般来说，骨关节疼痛有几种情况。一个是筋疼，一个是骨关节腔隙里头疼，一个是关节外的肌肉胀疼。

知道了关节结构、疼痛产生的原因，再根据患者体质不同，就能很好地有针对性地治疗。同样的病痛，不同人的体质，中医用药是有很大区别的，这就是同病异治。

每个人都是世间独一无二的，从健康角度来说，只要体质不同，用药就不同。

2019年有一位五十八岁的男患者过来就诊，当时除了肘、膝、踝关节疼痛外，腰部正中一块掌心大小的地方疼痛不止，已经两年。脚趾凉似冰，而且容易抽筋。左手无名指发麻。用温阳利湿涤痰的汤药治疗之后双肘、双膝、双踝关节痛大减。腰痛大减，脚趾发凉明显减轻。患者笑逐颜开。

关节怕风、怕寒、怕湿。因此，保暖对于中老年人来说尤为重要。其次，适量活动，不可剧烈运动，也不可过量运动。然后，晚上适当泡泡脚，身上微微发热即可，加速身体气血循环，对于关节疼痛有改善。

人老先老腿，人从脚下寒。当我们感觉小腿或者脚凉的时候就应该及时调理，莫要等到关节疼痛再去治疗。

7 骨质疏松，应该补钙还是补肾？

骨骼虽然是由钙组成的，但是吃进去的钙片是不是能真的进入骨头呢？吃进去的钙对身体又有多少好处呢？

首先钙片吃进胃里，并不能被胃直接吸收。我们来看一下中医理论中的消化流程：所有从嘴巴进入的食物肯定是先进入胃，在胃的研磨下，把所有进入胃的饮食物（包括补品、保健品）变成软烂的食糜，然后进入小肠进一步消化，分离出的糟粕传导给大肠，分离出的精华再经过脾气分清，输送给五脏。与心共同作用而化生血液，与肺共同作用传输精气，与肝共同作用代谢毒素并存储血液，与肾共同作用化生肾精。

从这个中医学认为的食物化生流程，不难看出，吃进去的钙片，不能直接进入骨头，它和其他所有进入胃脘的饮食物一样，是共同的流程。

因此，补铁、补锌、补维生素、补蛋白、补养颜美容的，都不能直接被吸收。钙能被吸收的部分，也是在胃里头研磨之后，进入小肠，其中微量钙物质与五脏作用，被吸收。比如，1.25克的碳酸钙相当于钙500毫克，可是身体能吸收的只是微量。假如身体能吸收5毫克，剩下的495毫克不能吸收，反而沉积在体内，成为毒素和垃圾，对身体产生巨大影响，阻碍代谢，成为身体的有害物质。值得注意的一个错误观点：很多人以为，只要吃进去的东西，身体都能吸收。

骨骼强健离不开肾。中医强筋骨、补肾的中药，它们的补肾机制和作用是这样实现的：一部分中药用来调和人体阴阳，即有的人虚火旺、阳热在上，则用药让虚火降下来潜归于肾，比如六味地黄丸就是这个作用来补肾的；反过来，有的人气不足、阳不足，则用温阳补气的药，这种情况是不能吃六味地黄丸的。另一部分中药用来调五脏，使得五脏的阴阳平顺，人体的阴阳平和。

火是阳，对人体来说是能量，是好东西，它本应该潜伏在肾，藏于肾中，即古代医家所说"水中真阳"。但是很多时候，比如贪食冷饮、熬夜、性急易躁，又或碰上季节交替，使虚火一跃而上，上到头面，比如口腔溃疡、面部痤疮、眼睛红肿、牙龈肿痛等等，这些被称为"上火"。

滋阴降火又或者降气降火，就是调和阴阳。中医认为阴阳调和则五脏安顺。

中医补肾的中草药如杜仲、补骨脂等有补肾的作用，也不是吃了之后直接进入肾的。它们也是根据中医的五味（酸、苦、甘、辛、咸）、四气（温、热、寒、凉），顺应脏腑的喜好和本性来调和阴阳或五脏。

比如中医认为肾在人体以骨骼和牙齿为主导，肾能化生骨髓，能藏精。骨骼的强壮与肾的强健有关。一部分精和骨髓来自父母媾和精子卵子那一刻的先天之精，还有一部分来自后天水谷化生五脏精气的富余留存在肾中的后天之精。

肾在中医认识里的功能是封藏精气，所有沉降下来的气都能封藏到肾，因此把虚火从上降到下，把肺胃之气降下来，都是沉降然后收藏到肾里头，这就是顺应肾之性来补肾。

四气和五味都有能归到肾的。比如，温肾阳的药属于四气中的温，养肾阴的药属于四气中的凉。五味中的酸收、苦降都有收纳之功，也是同样的道理，使得药物能归于肾。这就是中医顺应肾的性来补肾的道理。

说到这里，有的人说不用吃钙片，多晒晒太阳就可以。我认为是对的。晒太阳有利于气血的通络，尤其是晒后背，利用太阳自然的热，温暖后背脊柱。中医称后背脊柱为督脉，是全身阳脉的交汇点，可以达到温阳补肾作用。当然需要选择不猛烈的太阳，避开最燥热的时间，让自然的热温煦地渗透在后背部。晒后背的时间以后背发热、微微出汗为最佳。

另外，一部分钙片是合成钙，另外一部分天然钙是用贝壳类、矿物化石或动物骨骼研磨、煅烧制成。钙片硬度很大、浓度太高，都不利于身体吸收。

其实，身体需要的微量钙，完全可以从天然食物中获取：豆类、蔬菜、肉类、蛋类、海鲜、坚果、牛奶等都含有钙。均衡饮食的摄入，不独采一物，这样的吸收才真正是为人体所用，不会产生钙片的副作用。

通过大量喝牛奶来补钙也是不可取的，钙没补上来，还会增加身体的痰湿。当天然食物中的钙不能满足身体需求时，就借助中药调和阴阳来补肾，会达到很好的效果。

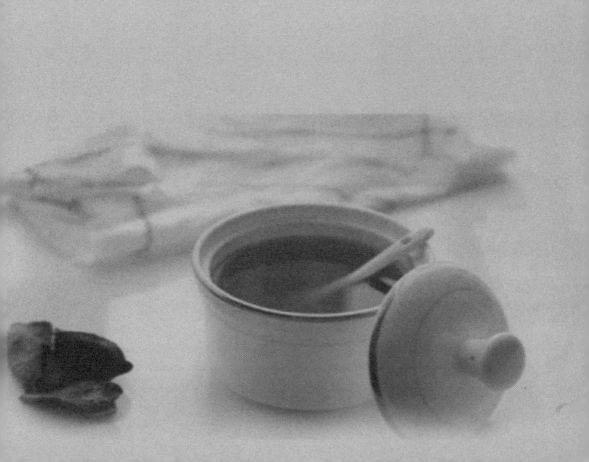

第四篇

儿童保健

1 喂养不当则小孩容易生病

说到这个话题，有时候觉得有些无奈与痛心。每每碰到幼儿生病发烧、咳嗽，家人也是慌忙棘手，焦急地希望赶紧输液消炎将症状"压制住"。

一个人身体的健康程度，一来自先天，二来自小时候喂养照顾。先天不可控，但是小时候的体质是取决于家庭喂养的。小时候衣、食照顾好了，让孩子知道哪些能吃、哪些不能吃，给孩子一个健康的饮食标准，就会有一个相对健康的身体。

其实，小孩生病比较单纯，无非外感风寒，内伤脾胃。照顾小孩如果平时能多注意一点，肺炎、发烧、咳嗽、感冒、不爱吃饭等能显著减少。

1. 喂养的量适可而止

喂养要把握一个合适的"度"，喂养最大的误区就是"以为给孩子吃得越多就越好"。不管是零食、水果，还是一日三餐，都要适量。小孩最虚弱的是脾胃，填鸭式的喂饭也是伤脾胃的，很多老人"多吃点把孩子脾胃撑开"的说法是错误的，结果就是引起消化不良，产生痰湿，很容易把小孩喂成一个烦躁的小胖子。

现在的孩子牛奶是天天喝，早上一成不变的牛奶，中午还有酸奶，零食还有乳酸菌等等。牛奶阴寒生痰湿，最容易引起胃胀和腹泻，其实并不适合多喝。因此产生了很多把牛奶当水喝的小胖子。我接诊的几个小患者才10岁左右，体重就超过160斤，还有中度脂肪肝。

现在奶牛饲料、鸡饲料里添加了不少激素，激素让人提早发育，有的女孩十岁就来了月经。发育提前，生命的进程就提速了。

2.生冷寒凉最易伤脾胃

有的小孩一吃冰激凌就明显不爱吃饭，还容易引起消化道问题或者呼吸道问题；有的小孩水果吃多就容易生痰，吃肉多也容易生痰，咳嗽往往很不容易好。

这类小孩发烧还容易引发哮喘。吃多了水果都坏事，更不要说冰棍儿了，那是一味慢性毒药。很多孩子觉得冰激凌、冰棍儿香甜凉爽，总是吵着要吃，家长也不知道冰镇的饮食毁人脾胃、伤人命脉的道理，所以自己吃，也经常给孩子吃冰激凌。尤其是吃了肉食（肉食本来比蔬菜和主食更难消化），再喝冷饮，食物完全不能被研磨，淤积在胃肠，损伤脾、胃、肠道。从小就给身体种下了祸端，日积月累，长大了身体疾病爆发出来，还很难纠正。

3.口感美味的添加剂食品不利儿童健康

小朋友都很爱吃零食、喝那些口感香甜的饮料，有些零食很好吃，刺激小朋友的味蕾。很多小朋友吃了这些零食，就不爱吃正餐了。可是很多美味的东西含有许多添加剂，比如鸡肉汁豆干，只是口感上更接近鸡肉，实际没有任何鸡肉的成分；再比如有的花生牛奶或者奶茶，报道说基本没有什么牛奶的成分；甚至甜味的食品和饮料一部分都是甜味剂做成的甜味口感，没有天然蔗糖的成分。

这些添加剂成分虽然都在国家食品安全规定范围之内，但是摄入过多是对身体非常不好的。因此，在选择儿童零食的时候，看一看标注的成分，再去购买。比如山楂糕，最好选择成分只有山楂、糖和水这样零添加的食品，这个是没有添加其他成分的。但是山楂糕，除了山楂外，还有色素、香精、人工糖、防腐剂、增稠剂等等，添加的东西远远超过了原本食物，吃进去的毫无疑问都是添加剂。

现在很多小孩吃这种香甜的、香辣的、甜冷的零食太多，脸色青灰、脾气暴躁，失去了小孩子该有的红润面色，而且还特别容易生病，一个感冒咳嗽很久难愈，甚至动不动就转成了肺炎。

4. 避免穿衣过多

小孩稍有流涕，就担心他着凉了，给他加衣服。殊不知，小儿纯阳之体，本身内热就盛。流涕和发烧的本质都是内热加上外感风寒闭塞毛孔而引发，所以让小儿内热正常散发出来，不要使劲地让他多穿。

春、秋天凉，很多家长都给孩子捂得很多。他们体质纯阳，生长快，又爱动，穿得太多就会出汗感冒。我记得有段时间网络流行一句话："世界上有一种冷，叫作你妈觉得你冷。"画面是一个小姑娘在别人穿外套的时候穿着羽绒服。

5. 不要给小孩捂汗

讲个故事吧：有个四岁小姑娘长得聪明伶俐，就是晚上睡觉不踏实，老蹬被子。家里人觉得就是因为孩子总蹬被子，晚上才容易着凉，着凉就会感冒，为此他们三天两头就跑医院。

后来这家人想了个办法，给孩子整了个睡袋，把小姑娘套在里面，这如何翻滚也是不会蹬掉睡袋了。可是小姑娘每天晚上和早上仍是一头头的汗。

不知道正在看文章的您心里怎么想。我说：孩子蹬被子就是她热。大人睡觉觉得热还把手脚都露出来，小孩也一样，她觉得热就会蹬掉被子，这是身体的本能。这种情况下如果还想方设法给她捂着，那只会加重她的内热，让她更容易感冒。

"要想小儿安，三分饥与寒。"别吃太饱、别穿太多捂汗，是让小孩不生病的喂养准则。

放任孩子的吃喝，只要孩子要大人就给，这是一种盲目的滥爱。这种爱的付出总伴随孩子身体疾病和倔强的性格而存在。另外，各种零食、牛奶、酸奶、水果、冰激凌不限量地给孩子吃，容易长成大胖子，也容易脸上长痘痘。《内经》说"五谷为养，五果为助"，主次是要分明的。

小孩老生病，并不是小孩体质不好，实际上喂养得当才能少生病。

2 孩子反复感冒发烧的原因

孩子生病最牵扯父母的心，孩子生病也最累父母。养儿不易。

很多父母带孩子去了医院吃了药，孩子还没好，就三天两头去医院。有时时间已经过了十天半个月，甚至更长，仍未好，最后带到我这里中药调理，很快就好了。

因此，我通过对孩子、大人的观察，发现几个问题：

1. 吃的中成药不对症。

2. 太过于注重孩子的营养。

3. 过于保暖，怕孩子冻着。

4. 感冒发烧期间还吃生冷寒凉之物。

中医大夫是不被允许开西药的。但是西医大夫可以开中成药，所以中成药大量被滥用。其实如果不能清楚地辨别寒热虚实，中成药也是不能随便开的。

问题一：他们都说中药吃不坏，是真的吃不坏吗？

回答是能吃坏。吃不坏也受罪。

吃错药了自然对身体是有影响的，中成药吃错了，虽不至于要了性

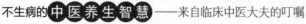

命，但是也让孩子遭罪。所以有时候拿不准，还不如不要吃。

比如很多苦寒的中成药：板蓝根、牛黄解毒丸、三黄片、蒲地蓝、蓝芩口服液等等，这些都是去火的药，多吃都会损伤脾胃、冰伏邪气。蓝芩口服液是中草药形式的消炎药，医院是按消炎药来应用的。但西药中的消炎药不能随便开，有限制，而蒲地蓝没有限制。

普通老百姓也经常说：我发炎了，吃什么消炎药？我上火了，吃什么去火药？中国人还是应该有中医观和中医思维。人身阳气三百六十合，人死灯灭，消炎药和去火药都损伤人的阳气，到底有多少阳气可以去？有多少火可以灭？火是好东西，火如果没了人也就没了。我们一般说的"发炎"和"上火"针对肺、咽、头部火热特征的疾患而言。

问题二：太过于注重孩子的营养是中医知识还不够普及造成的。

肺是娇脏，很容易受邪。中医的肺包括咽喉、呼吸道、肺和皮肤毛孔。发烧和嗓子疼都有可能是受寒之后闭住了人体气机，体内的热不能正常及时发散出去造成的。人体皮肤的毛孔都是像小窗户一样在呼吸，交换气体。如果这些小窗户被凉风或者寒气"啪"给闭上了，那么人体就成了一个密闭的空间，里头的热不出来，就会发热发烧。比如这种发烧大多会出现身上酸疼的症状，严重一点就是怕冷。如果程度轻一些，只是肺窍被闭住了，就是嗓子疼、咳嗽。

当然，如果是受温热之邪造成了温热病，也有发烧和嗓子疼。那是温热的气与体内的热，两相交杂，使得体内热加重造成的。比如吃了一顿麻辣香锅后，就会觉得口干舌燥，喝水量明显增加。有的人吃了辣火锅也会嗓子疼，就是这个道理。

现在北方冬天有暖气，室内温度比较高，出去后温度低，这种温度差就容易使人感冒。加上户外有冷风，冷风和寒气都有可能关闭人体小窗户。有的人并不觉得自己受了寒、受了凉，但是却感冒发烧，实际上就是温度差造成的，温差太大。

夏天户外炎热，室内空调寒凉，这种温度差一样会造成感冒发烧。

感冒发热，只需要打开人体窗户，让人体郁闭之热散出去即可，并不需要使用大量苦寒药物去冰遏。否则即便暂时好了，也会反复，而且对身体有影响。这也是许多小孩反复发烧或者低烧不退的原因。

问题三、四：记住一句话很受用：要想小儿安，三分饥与寒。

饥：小孩不要吃得过饱、高蛋白太多

父母爱孩子，想把所有好吃的都给孩子吃，并希望他多吃点，这是父母之爱。但是光有爱还不够，还要会养。了解孩子身体机能，才更善于喂养。

孩子脾胃虚弱，装的食物是有限，消化的食物也有限。就好像豆浆机，只能打两斤豆子，如果装进去三斤，可能费劲地转动几下就卡住了，如果装进去一斤半反而转动顺畅，并且使用寿命延长。

爱他，就让他别吃太多。

所以适当吃，七八分饱，不论对于孩子还是大人，都有裨益。很多孩子吃得太好，反而大便干燥，拉不出来，造成肠道"拥堵"了。这时候家长又觉得是水果吃太少了，又给吃很多水果。这可好，肠道寒湿更重了，照样大便费劲。

小孩肠道不通畅，也是很容易造成咳嗽和发烧的。咳嗽的小孩吃太多水果和生冷，会造成积食，也会增加痰湿，导致反复咳嗽、发烧。积食的小孩容易发烧。中医讲肺与大肠是有关系的，下不通，上面也不通。从小时候肠道淤堵，等长大了身体问题更多，这在临床屡见不鲜。

另外，鱼虾肉等高蛋白营养的食物，吃多了孩子吸收不了。现代营养学只是从营养成分去分析，从来没有分析过某个人能吸收多少。所以营养成分高，和能不能吸收，完全是两码事。

有的人吃了很多有营养的东西，还是很瘦，就说明了身体吸收不了。这个与营养高低没有关系，调理好消化吸收系统才是关键。

寒：小孩不要捂着，被子要盖薄

孩子是幼阳，像个小火苗，虽然阳气足，但也是娇弱的。因此特征是怕热、爱动。只有小孩是成天跑来跑去，蹦蹦跳跳。老人阳气弱，都是不爱动的。

因此许多小孩很容易踢被子，父母很担心，晚上起来给孩子盖好几次被子。甚至有的家长怕孩子踢被子后受凉生病，把他装在睡袋里，结果孩子热得是满头大汗。

踢被子一定是孩子热了，被子厚了。有的家长说被子已经很薄了呀。虽然很薄，但是对于踢被子的孩子来说，还是厚了。这个请您相信我，换成更薄的被子或者小薄毯就能很轻松解决孩子这个问题。一旦不踢被了，就减少了发烧感冒的概率。

北京有暖气，我自己盖的薄被，但是晚上还是热，把胳膊露出来又冷，一夜都在伸出来、放进去这样折腾。换了薄毯这个问题就解决了。

有一种爱叫"妈妈觉得我冷"。从小适当让孩子穿得略微少一点，不会造成内热，有益于孩子一辈子健康。因为我们成人的体质也离不开小时候体质的基础。

结语

虽然这篇文章没有告诉大家感冒发烧吃什么药，但是平时的预防更加重要。

至于吃什么药，需要辨证才能知道，每个人体质不一样，吃的药也不完全相同。如果单纯告诉大家吃什么，有可能造成另一种"伤害"。

3 咳嗽要忌食生冷黏腻

最近一个大人、一个小孩，都因为吃柿子，痰变多，咳嗽加重。有的小孩在咳嗽期间家长还给吃冰激凌，导致孩子夜里剧烈咳嗽。咳嗽时不管大人、小孩，吃生冷寒凉都会加重咳嗽，柿子和冰激凌只是生冷寒凉的一个代表。

吃凉的加重咳嗽或者受凉咳嗽，这样的咳嗽跟炎症并没有必然关系，因此很多人吃消炎药不管用，就是这个道理。还有一部分人发烧没有解表，而是吃消炎药退烧，很多会转成咳嗽，都是一个道理。

咳嗽的病位在肺，中医的肺包括肺脏、支气管、咽喉和皮毛。中医认为肺有很大的一个功能是宣发和肃降。谁都知道呼吸是靠肺，我们一呼一吸，肺叶一开一合，毛孔也是一开一合，三者同时开合。简单地说，就是呼吸带动肺叶的开合运动及皮毛的开合运动。这个"开"就是宣发功能，肺叶的扇动能够把体内的热和水汽从毛孔排出去。这个"合"就是肃降，能够把肺吸到的清气和五脏之气沉降、收纳，归入肾。

打破肺的宣发，导致开合失常，主要是因为寒凉，中医称之为寒凉闭肺。这里说的寒凉包括自然界的冷气、寒风，以及吃进去的寒凉之物。其中要以自然界的冷气、寒气和寒风为主。寒凉闭肺，主要是关闭了体表的毛孔，使得肺窍的热不能及时散发。

咳嗽，其实是身体的自救，通过咳嗽的冲击，挣脱关闭的肺窍，使肺的开合恢复正常。因此，有的人轻度咳嗽，能够在咳的过程中自愈就是这个道理。

如果全身毛孔因受寒关闭比较严重，就会导致发烧，因此发烧有一个典型的标志是体温升高。体温升高的原因是体内的热不能通过毛孔散发出去。就好比开窗透气一样，房间内闷热，一般人都会开窗散热。毛孔就相当于人体的窗户，当窗户都关闭起来，人体温度自然升高。体内温度升高了，自然对外界温度更加敏感，所以会怕冷，中医称为"恶寒"。

发烧还有一个典型症状是身上酸疼，这是因为皮毛被关闭的程度比咳嗽要重。寒气不仅关闭表皮上的毛孔，而且寒气侵犯到了肌肉，肌肉层在皮毛之下，病位要更深一些。

因此，中医的诊断要考虑病因，即导致生病的原因，是受风还是受寒；要考虑病位，即在皮表之毛孔，还是到了肌肉，还是到了筋脉等；还要分析病症产生的原由，中医称之为"病机"，即以外感发烧为例，中医病机是"风寒袭表，阳热内郁"，这里"表"指的是皮毛。

生冷寒凉的食物包括冰激凌、水果等，在咳嗽和发烧期间是要忌口的，因为这些会加重病情，导致病情缠绵难愈，延长疾病痊愈的时间。另外，生冷寒凉容易滋生痰湿。咳嗽或发烧期间，鱼肉也容易生痰湿。而中医认为"脾为生痰之源"，就是说吃生冷寒凉损伤脾胃，造成水液运化失常，变成痰湿。但是痰湿最容易存于哪里呢？最容易存在肺和支气管中，中医称之为"肺为储痰之器"。

　　有些新冠肺炎病人吐痰很困难，要俯卧位排痰或者用吸痰器吸痰，以免被痰液憋堵造成不能呼吸。本来肺是装气的，现在因为痰液占据了气的位置，因此呼吸困难，很多咳喘的患者，都要把痰咯吐出来，才能呼吸顺畅，就是这个道理。

　　因此，宣发的食物如葱、姜能散寒宣肺，也可以治疗咳嗽。还有其他中药材如生麻黄、杏仁、苏叶等都有宣肺功效。

4 小心，奶水有"毒"

母乳是母亲气血所化，是婴儿最天然的"美食"。自胚胎着床那一刻，一切的生长的营养供应都来自母体的气血。母体的体质、饮食、情绪，决定了胎儿体质和性情。断奶前，母乳是婴儿首选的优质营养。

孩子基础体质好坏，与这三个时期关系密切。一先天（精卵交媾），二孕期，三哺乳期。

1. 哺乳妈妈体质

有的哺乳期妈妈气血虚弱，奶水不足或者奶水稀薄，婴儿吃不饱。

——这种奶水没有"毒"，只是质量不好。

因为气血虚弱造成奶水不足的情况，用汤药调理母亲气血，便能得到很大改善。

有的哺乳期妈妈阳虚湿郁，过量食用水果及寒凉之物，奶水里头寒湿较重，婴儿吃母乳则容易腹泻或者不消化，甚至以长湿疹的形式发出来。

——这种奶水湿毒比较大。但只要注意孕期饮食，控制水果摄入，不过多食用生冷水果及忌食寒凉冰饮即可缓解。如果内湿较重，母亲汤药调理，即可改善。

有的哺乳期妈妈阴虚阳亢或者肝郁化火，脾气易怒易躁，这种奶水含有火的毒性，容易让孩子脾气大、易哭易闹、脾胃消化功能不好或者腹泻。在妈妈烦躁的情绪上来后，不要喂奶，平静的时候喂奶才行。要不然孩子稍微大一点就会表现出脾气急躁、固执不听话，比较不好带。

2. 哺乳妈妈不良情绪

哺乳期妈妈的不良情绪导致母乳带"毒"最为常见。这个毒不是毒药，但使得奶水带有一些情绪的负面能量，产生不利于婴儿身体健康和发育的"毒素"，对婴儿体质、性格产生深远影响。有些小孩几岁就得了肝癌、血液病，有的是遗传，有的是基因病，但是有关研究证明或与哺乳妈妈情绪有关。

比较常见的是产后抑郁。

产后抑郁的妈妈情绪低落，总是莫名觉得伤感、委屈，想哭，有时候又非常烦躁。

——这种情绪下的母乳带有压抑的负能量，如果孩子吃到这样的母乳，也会为孩子种下一颗抑郁的种子，在性格上会比较内向，悲观、孤独、爱生闷气，没有快乐感，影响肝胆系统。

产后抑郁的母亲最好不要给孩子喂奶，等调整好后再哺乳孩子。

有不良情绪的任何时候：吵架、生气、发怒、愤懑、压抑等，都不要给孩子喂奶。

因为，奶水有"毒"！

给婴儿喂奶，要心平气和，看见自己的宝宝，满是疼爱，这时候奶水浓度更好，营养干净。若是生气的时候喂奶，奶水带怨毒，虽不致命，但影响孩子体质和健康。日复一日，孩子就通过奶水得到了这些负能量的传递。

种菜的土壤农药超标，种出来的蔬菜一样会含毒，这与母乳带有负能情绪来浇灌孩子是一样的道理。

生气后不要急切喂奶，可以等心平气和之后，挤掉一部分奶水，再给孩子哺乳。

有人专门做过实验，在心平气和的状态下呼出的气体冷却成水后，水是澄清透明的；在悲伤状态下呼出的气体冷却成水后，水中有白色沉淀。在愤怒、生气状态下呼出的气体冷却成水后，将其注射到大白鼠身上，几分钟后大白鼠死亡。

这个看起来好像有点夸张。但是怨气、烦气、恨气确实会对人体产生影响，并且致病。这种情绪的毒素会积攒在相应脏腑中，怨气伤胃、恨气伤心、怒气伤肝、恼气伤肺、烦气伤肾。

就好比人生活在压抑的环境也会变得压抑、人生活在一堆抱怨之中也想愤然离开。生气的人会病，轻则出现乳腺增生、甲状腺结节、抑郁等，重则大病肝癌、子宫癌等。我们身边经常都能看到这样的患者，她们多数都爱生气，心结沉积太久打不开。人不是神，多少都会有情绪，我们可以生气，但是不能积压太多或者太久，这个多或者少的量，积累导致的疾病严重程度不同。

哺乳妈妈日常需注意的问题：

——若哺乳妈妈从寒冷的户外回家，不要急切给孩子哺乳，这时候乳汁一部分太凉，孩子吃了容易拉肚子、感冒。等妈妈在室内缓和过来之后，再给孩子哺乳。

——若哺乳妈妈在外就餐吃得太过辛辣，不能马上给孩子喂奶，奶水燥性太大。

——若哺乳妈妈感冒、咳嗽、腹泻等，停止给孩子哺乳，奶水弃之不用，待健康后再哺乳。

——若哺乳妈妈看完电视，被电视情节带得痛哭流涕，也不能马上给孩子喂奶，待心情平复后再哺乳。

——若哺乳妈妈自己生病，或在服用西药期间，不要给孩子喂奶。妈妈服用增加奶水的汤药，或者调理妈妈身体的汤药期间，可以给孩子喂奶。

总之，对于这些日常注意情况，可以举一反三。简单地说，哺乳前调整好心情，心平气和，待温度寒热适宜，再给孩子喂奶。

这里有些人可能会想到奶牛生长的环境。奶牛多数为了加大产奶量，生活在压抑和被迫的环境里，因此牛奶中也充满了母牛的"不良情绪"。

5 夸赞和鼓励，让孩子有爱更能成才

虽然我不在儿童专科工作，却也看过不少小孩。我经常觉得小孩的身体并不复杂，相反，孩子的疾病很多时候与情绪有关，与他生长环境中父母的态度有关。

有的父母经常批评、责备孩子，冲孩子发火，拿自己孩子与其他孩子相比较，觉得自己孩子不够优秀，等等。孩子会变得胆小、害怕、诚惶诚恐、自卑、不开心。

小故事：

这个孩子跟着爸妈一起进来，我给孩子摸脉，我一边摸脉一边想：孩子脾气可是有点大，爱顶嘴、固执，外向活泼、乐于助人，容易头痛、流鼻血、嗓子不舒服、鼻炎，不爱吃饭，排便不好，睡不好觉，容易生气。

于是我将孩子身体情况说出来，我说一句孩子的身体情况，他妈马上接一句茬，不给孩子回答的机会。比如，我说孩子很聪明，就是性子比较着急，容易发脾气。他妈便马上说："他脾气太大，一点不顺心就发脾气。"孩子马上大声地顶回他妈妈一句："什么我发脾气，你还不是老发脾气。"然后他妈又大声争辩一句："我发脾气还不是因为你不听话。"……就这样周而复始你一言我一语地来回争执，而且嗓门都很大。孩子爸爸在一旁没有说话。

这种针尖对麦芒的气氛一下打破了室内祥和安静的气场，让我感到有些不舒服。我有心打破这个不舒服的气场。夸赞和鼓励小孩便是打破这个气场的钥匙。

这是一个10岁的男孩。10岁的年纪已经是什么都能明白，而且很有自己的主见，是一个已经能够用自己的思维去判断对错的年纪。显然，他用他的顶撞态度回复对他妈妈的不满，用顶撞的语言来表达他内心的看法。

所有的孩子存在一个共性：

一、孩子都希望得到父母的认可、夸赞和鼓励，不只是物资上的满足。

二、孩子不喜欢父母当着别人的面数落自己或埋怨自己。

三、鼓励和夸赞会成就一个孩子，贬损和批评会压制一个孩子的才华。

四、父母是原件，孩子是复印件，父母容易发脾气，孩子也会爱发脾气。从正面来说，父母行为正，孩子品格好，这是榜样的力量。父母如果整天玩手机，孩子也会爱玩手机，这是有样学样。

这个孩子缺少安全感，缺少关爱。明显他是用这种冲击性的语言来发泄他的抱怨，而且是下意识的。

我很快就明白了他这种心理的来源：他亲爱的妈妈因为生病而不得不离开他，去外地休养，把他放在祖母家。所以这个孩子应该是很少看到他的父母。一个长期与亲生父母失联的孩子，肯定觉得很委屈，很孤单了，希望被关爱，被夸赞。好不容易相见，又听到了妈妈对自己的不认可。

多少爱也没有脚踏实地的陪伴来得重要。多少言语上的约束和管教，也没有父母以身作则的言传身教来得好。

如果因为疾病或生计，父母不得不和孩子分开，那么相聚的时刻会显得更加的短暂，在这短暂的时间里，如果表达思念孩子、抚摸和拥抱孩子、夸赞孩子，是多么温馨的时候，也是将来分别时美好的回忆。

可是往往很多父母亲只是用语言去关心孩子，包括纠正他的言行举止、生活习惯，比如，"你要早点起床，不要睡懒觉""你要快点写作业，不要拖拖拉拉"等这种用语言表达的关心顿时就变成了一种呵斥和管教，不仅不能让孩子感觉到爱，还会让孩子抵触和厌烦。这短暂的相聚本应该充满了爱的氛围，温馨的画面，却因为训斥和顶撞变成了争吵，而闹得不欢而散，还让孩子一点也不期待再次相见。

这是很多父母都会忽略的。因身在其中，往往不能察觉。只有把这种情形当作一幅画面放在自己眼前，自己作为旁观者去看，才能明白其中的道理。

我举个例子：陪孩子写作业这事儿会让很多家长立刻变成一个愤怒的人。孩子与父母分开一天，晚上相聚在家，陪伴写作业，本是个温馨的画面，可是怎么就瞬间变成了战场呢？

"孩子磨蹭、太慢"，是我听到的最多的。这样就会让家长产生很多抱怨：你怎么写作业这么慢？有你这样写作业的吗？你就不能好好写作业？这些都是消极的抱怨，不仅不能让孩子加快写作业的速度，而且会让孩子更加拖沓地写作业。为什么？孩子的消积抵抗，无声反抗：我就这样了，气死你。

回归话题。我对孩子妈妈说："你家孩子挺懂事的，自己很独立。"他妈妈顿了顿说："是啊，我儿子这方面特别棒，自己能够做得很好，他会做很多事情。"列举了一些家务活。

结果他儿子听到这里，大声对他妈说："妈，我怎么从来都没有听见你这样夸奖我啊？"孩子内心很高兴。这也说明，平时生活中家长对孩子很少有夸奖、赞美和鼓励，孩子很需要这些。

孩子性格会继承父母的性格中的一部分，孩子都是父母的复印件。体质也会继承父母的体质，孩子都是父母这棵树上的果实，苹果树只能长苹果，不会长桃。

家庭氛围也是这个孩子身体体格、体质、心态的形成环境，是非观、生活习惯、人生态度、人生格局形成的重要环境。将来的一切都与这些成长有关。

中国父母很少赞美孩子，总是以挑毛病的方式去"鼓励"孩子做得更好。但孩子毕竟是孩子，他哪里知道这是"促进"他呢？他需要得到别人的认可，尤其是父母对他的认可。

有时候父母的夸赞、认可比什么都来得更为重要，这才是父母让孩子建立起自信心的美好开端，这也是孩子愿意在以后的生活中做得更好的原始动力。

当父母也是人生第一次，可以学习改进，让自己做得更好，让家庭更温馨。

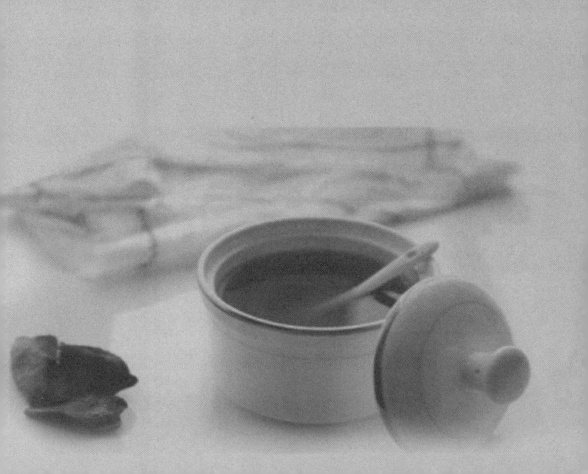

第五篇

女子保健

1 女子月经少，衰老病痛提前找

临床上很多女生月经量减少，甚至有许多人极少：一天的量加起来一片日用卫生巾都不满。更是有很多人年纪刚刚三十多，便停经了。甚至二十几岁几个月不来月经的女生也不少。

很多人不以为然，实际上无论从身体健康层面，还是从机能衰老层面，这个问题都要引起足够重视。

1. 月经量少：容易烦躁、失眠——一不小心便成了一个刺猬，刺伤你我的感情。

女子经血量的多寡，代表的是人体血液的充盈度。就是说一个人月经量少得可怜，她是不可能全身血液充盈的。

举一个例子，女人月经量好比溪水、河流的水流量，如果流出来的水都少得可怜，源头是不会有很大水流的。

月经量的减少，意味着全身血液津液的减少。血是什么？血是濡养人体五脏六腑四肢百骸的、带有营养的柔润精华。血液减少，不仅皮肤干燥、面容憔悴，而且性情易怒。说着话一点就着，语言冲突带刺，让人感觉不好相处，在家让家人受不了，在单位强忍，让自己受不了。

肝藏血，魂之舍。心主血脉，藏神。血充盈则回流于肝脏，储藏血液，也是魂留居的场所。血太少，肝血亏虚，则魂神易离开心肝之窍，影响睡眠。睡眠差，又反过来影响情志：神经衰弱、敏感多疑、易怒易躁。

2. 月经量少：容易面色晦暗——面容憔悴、没有光泽，化妆品也掩盖不了面容的锈色。

女人如花，在不同的年龄盛开不同的美丽，展现不同的风采。

女人如花，花若美丽，根必健康。

女子面若桃花，好颜色，性情柔和，才能有一张光泽亮丽柔和的面容。面色黄暗的女子，心脾功能都会比较差。中医讲"心主血脉，其华在面"，漂亮红润的面容取决于心脏功能和血液的充盈。很多心脾功能弱的人容易出现贫血黄的脸色。

血少就容易烦躁、爱生气，所以面部也是容易长斑的，甚至脸上一股灰土之气，往往心情压抑，运气受阻。

有一个男患者来找我，说他同事（女）在我这里调理之后脸色特别好，精神也好，所以他也来调理一下。这样的人很多。中医不用化妆品就能让人变美！

血液充盈，肌肤得养，才能光滑红润。血液濡养五脏，如太阳雨水灌溉花朵，五脏才能柔和，性情才能温润如玉，否则全身皮肤不仅干燥，而且性情急躁易怒，刚性太强。柔能克刚，过刚易折。传统文化中，女子性格太躁、个性过强，生活和婚姻中常容易受挫受伤。

上善若水，讲的是人的行为处事，如水一样柔和、低矮，随方就圆。水装在方杯子里就是方的，装在圆杯子里就是圆的，说明它的性很柔和，成就别人的同时成就自己。按现在的话说，是互赢互利的，如果只是成就自己，大家就不能共赢。

水从来都是自高向低处流动，这也是水谦和之性，不怕自己低矮，用自己低矮托举别人。"女子如水"是从性格、心性上讲的，柔和的女子是比较有福气的，能聚集很多能量，如水的柔和低矮，其他人愿意投之以李、报之以桃。

3. 月经量少：病痛容易提前找上——提前早更、腰腿冷痛。

月经量少的人容易出现更年期的一切症状：失眠、潮热、脾气躁、腰酸腿软。

更年期是什么？

更年期是女子阴阳极度失衡导致出现一系列病症，中医认为是肾气渐衰，天癸枯竭，冲、任二脉虚衰，精血不足造成的。转换成西医语言，就是激素水平"折棍式"降低、卵巢功能衰退。

因此并不是说更年期是女子五十岁左右的一种正常的状态，而是特殊时期的一种疾病状态，是需要调理的。很多人以为更年期症状是正常的，其实只能说是普遍的，却又不正常：影响自己和家人的心情和生活。很多人一到更年期，性情烦躁，搞得家人避之不及。

更是因为肝肾失衡，血不养筋骨，肾气不固二阴，导致出现腰酸腿疼、骨骼变酥，动作一大或者跑跳时漏尿，等等。

4. 月经量少：容易提前衰老（早衰）——秋风凋碧树。

人是一个整体，而人体局部折射的是人整体的情况。佛家说"一花一世界"，就是说从局部一个微小的事物，可以延伸看到全局的大事物。

年轻女子月经量过少，意味着全身血液减少。这样血液不能濡养子宫和子宫内膜、卵巢，继而出现子宫内膜变薄，卵巢开始萎缩的趋势。更进一步出现月经紊乱甚至停经。同时，从内膜和卵巢的萎缩，可以看到人体全身的细胞都从一个中心点开始，向外扩散，逐渐开始萎缩。这，只是一个时间问题，全面衰老很快到来。

举一个例子，一棵绿色充满生机的大树，当你看到树上出现第一片黄叶的时候，凋零之象就出现了，也就知道时节到了，一整棵树很快地逐渐都要变成黄叶了。

一个苹果心烂了，很快一个苹果就会烂了。道理都是一样的。

男性没有月经作为参照，怎么评断他的衰老和机能下降？

性情烦躁，是判断的一个标准。有的人不能忍耐，说着话拍案而起或者说着话嗓门就高了八度或者无名烦躁。

兴趣淡漠，是判断的第二个标准。有的人对什么都不感兴趣了，这意味着身体出了问题。当然修行人除外。

另外，很多人熬夜伤血，不分男女，脂肪肝都会找上门。这种脂肪肝不同于肝脂肪肥厚的那种，这种容易发展成肝硬化。

结语

人是不断变化的，时间是不断流逝的。很多人说中医调理也只能守护一个时期，是的，因为饭不能吃一次管一辈子，油不能加一次跑十年，没有什么是一劳永逸的。

　　疾病的产生离不开父母体质的继承、后天吃喝睡和心情状况的影响。所以每年一段时间的中医调理，能够长期守护你的身体，使你保持相对健康。

2 天冷腿上穿得少，容易得妇科疾患

我作为在一线接诊的中医临床大夫，经常会碰到各种各样的病痛，尤其是针对女子各种妇科问题，应该比较有话语权。

顾名思义，妇科病就是与女子子宫等相关的疾病，我在临床治疗过多种妇科问题，其中绝大部分都与受寒有关（身体受寒和吃生寒凉）：排卵期腹痛难忍、排卵期子宫出血、白带异常、小腹坠痛、尿道口涩痛、痛经、月经淋漓不尽、月经延迟、子宫肌瘤、囊肿、腺肌症、不孕、宫颈癌、卵巢癌等。这些病痛无论哪种，都很折磨人，是铁一样的事实。

解决问题的同时，要找到患者患病的原因，并告诫患者加以改正，才是治疗的完整过程。如果只是这次治好了，并没有找到患病的根源并进行改正，那么以后肯定会反复发作。这就是病不能断根的原因。

很多女子在深秋或冬天或初春的时候腿上穿得特别少，只穿一条打底裤，或者是穿丝袜，所以被称为"美丽冻人"。实际上这个腿部受凉一次两次，可能并不表现出关节疼痛或者妇科问题，但是反复、长期受凉，寒邪一层一层压进皮肤、肌肉、血脉、骨骼，或寒邪直接进入子宫或肾，终有一天会爆发出来。受寒越久，越难治疗。

我治疗过好多痛经、排卵痛、非经期小腹坠胀、经前小腹痛等，除了体质寒的人以外，其他几乎都是有受凉贪凉，并且很多人腿上穿得少。

我记得有一位四十岁出头的女子有排卵痛。一到排卵期小腹就会坠痛难忍，影响工作和生活。这种疼痛不是说疼个把小时就好了，而是要疼四到六天，要靠吃止痛片扛着，有时候止痛片也不管用。这一疼就疼了她十多年了。一个偶然的机会找到我。这个女子人挺漂亮，气质优雅，穿着也很得体。我见到她的时候，她并没有穿得很少，但是她告诉我因为爱美过去腿上穿得比较少，现在怕冷了，身体也不好，穿得比过去多。

中医讲"寒凝血脉，痛则不通"，这八个字，短小精悍，是所有疼痛的万能病机归纳。经过汤药调理，治愈了她的排卵痛。并且告知她要注意腿部、小腹、腰部保暖，以免将来复发。

有的姑娘不痛经，因此经常吃冰激凌，甚至在经期吃冰激凌。这样的例子我碰到了很多。痛经只是一个方面，不痛经其实并不代表其他地方没有问题，相反，在其他地方往往有问题。

比如，13岁的小姑娘月经淋漓不尽，量还挺多，行经一个月还没有要干净的趋势，其母甚为担忧，宁可代其受病。过来调理两次，排出很多瘀血块，最后排出一块如鸡蛋大的像烂肉的血块后，月经干净了。

再比如，一个二十岁出头的姑娘，喜爱吃冰激凌，在经期也吃冰激凌，虽然没有痛经，但是寒凉损伤了肾气，每晚起来夜尿两到四次。这个夜尿次数在这个年龄本来是绝对不会出现的，比老年人的夜尿还多。用中药调理后就基本不用起夜了。可是如果不能管住嘴，也许以后还会发作。

为什么现在不孕不育那么多呢？与贪吃寒凉之物关系密切。冰冻断人种，应当引起足够的重视。

有的姑娘在冬天的时候穿着一条打底裤过来调理痛经。我心头都在颤抖。患者本人并不知道，痛经和只穿一条打底裤有什么关系呢？

可是，这就是因为腿部长期受凉导致的，或者说腿部受凉会加重疼痛。我跟她说，打底裤看起来、摸起来很厚，但是对着太阳光或者对着灯光一照，它都会漏光。只要漏光的材质，它都会漏风。因此穿在腿上，虽然摸起来很厚，但是不挡风、不保暖，在户外依旧是嗖嗖漏风。

还有很多不好受孕的女子，脉象上都是小腹寒凉、湿郁、血瘀。一部分是爱美的姑娘、穿得少，一部分是最爱吃水果的，还有一部分是爱吃冰激凌、冰饮的。

我还治疗过一个五十岁左右的女士，小腹坠痛并引发尿道炎，小便的时候涩痛，去医院吃消炎药、上药等均无效。后来找到我，用温通的汤药调理很快痊愈。这都是受寒受凉惹的祸。

这样的案例非常之多，如果不能引起重视，还会有更多宫颈癌、卵巢癌的患者。我治疗过最年轻的卵巢癌不到三十岁。要问是怎么得的，从中医角度，除了体质问题，那就是平时恣意吃生冷食物和腿部没有保暖。另外，我治疗过的好几个宫颈癌的患者都是特别爱吃水果的，几经劝告，还是不能控制口腹之欲，总是觉得手术了就万事大吉。

子宫，中医称为胞宫，是孕育生命的地方，是女子生命重要的器官。

我们看冲脉循行路线，它起于子宫，下出会阴，并在此分为三支。其中一支从会阴出来，分别沿股内侧下行到足大趾间。因此，子宫到腿及脚趾有冲脉联系的，腿部受寒也会影响子宫，导致多种妇科问题产生。

腿上穿得少，反复受凉，可不是几服药就能治好的。冰冻三尺，非一日之寒，所有疾病都是累积造成的。去掉这些三尺冻冰，也只能抽丝剥茧，缓缓图之，治疗时间需数月之久。

3 乳腺问题，负面情绪的积压

女子最难突破的是情感和情绪问题。

第一，爱人之间关系（恋人和夫妻）：因期望得到关爱和呵护，却没有达到预期造成的失望、指责、怄气；因爱人不如自己意愿，产生的埋怨、指责和忿忿不平；因自己单方面付出而产生的委屈、焦虑、失落、怨恨；等等。

第二，对养育家庭关系的不满，如对父母、兄弟姐妹等产生的不理解、怨恨、生气等情绪。

第三，教育孩子过程中，对孩子期望过高、过于苛责继而认为孩子不听话、难以管教，甚至产生失望不满等情绪。

第四，与领导同事之间，因工作协调、利益关系造成的纷争、不和等情绪。

这所有情绪的反复迭起、积压，会导致胸膈满闷不舒展、经络和气血的郁滞、水液痰浊的凝聚，时间久了就会产生结块：乳腺增生、囊肿、纤维瘤、结节等，甚至对脏腑造成影响。

我曾经治疗过一个乳腺癌患者，接诊时，从患者面容、气色、神态还有脉象，我发现患者已经没有了活着的愿望，如一潭死水。我心里很震惊。

我便对她说："你脉象上面太委屈了，你这是怎么了？"她听了这一句话就开始哭。我说："你能跟我说说吗？"她不说就是哭。我说："好吧，等你想说的时候再说。"接着我便安慰她要有勇气去面对困难，告诉她还有这么多人关心着她。

服药后她恢复了一点精气神，愿意外出活动了，身上疼痛和心理憋屈也减轻了。可是在之后一次见面，发现情况怎么急剧下滑了，原本恢复一些的精气神又一落千丈，她又丧失了活着的念头。

后来才知道是夫妻间的关系出了问题，让她产生了绝望的心理。

夫妻婚姻生活不顺利或者不如意导致女子产生焦虑、忧郁等情绪不容易化解，这是乳腺类疾病中情绪因素的最主要根源。因为父母也许不会一辈子与我们生活在一起，而夫妻是长期生活在一起的人，女子对于感情往往都抱有很美好的期待和寄托，希望被尊重、被呵护和关爱，更不能接受自己丈夫的外遇和变心。

有问题产生，我们要学会去解决问题，并且把解决问题作为唯一目的。而不是自己憋在心里生气，或者大吵一架。吵架和生闷气不仅不能解决问题，而且对身体伤害很大。

平时生活中生气难免，但是我们可以做到每天少生一点气，生气时间短一点。

看看下面几个小建议：

1.了解对方希望自己如何去关爱他，他的诉求是什么。比如，很多女士无形之中让另一半按照自己的意愿和要求去做事情：要求他做这个那个，要求几点回家，不让做这个那个。这在无形之中变成了一种约束。生活中谁都不喜欢被束缚，最后为了挣脱束缚，让爱产生了距离，因为距离而最终分开。

2.从真正意义上去关爱对方，不求回报。我师父说："现在真爱难寻，是因为真爱是无怨无悔地付出。这个现在的人很难做到，常常是占有欲、利益感超过了爱，因此爱的时间不会太长。"

3.给对方和自己留一定的空间。距离产生美，是因为情到浓时终会淡。找到自己一个兴趣和爱好，并投入一定时间和精力。兴趣和事业都是被尊重的。

4.事业型女子掌握好度，尽量不要把工作带入生活和家庭，一天到晚忙碌工作，而疏忽了与自己爱人相处的时光。

5.爱情和婚姻都是需要经营的，适当地营造一些快乐温馨的氛围、撒撒娇都是爱情的调味剂，为单调的生活增彩。

情绪不好掌控，难免会生气。幸好还有方法帮助解开身体的郁结。经常自己按摩以下部位：

1.膻中穴。在膻中穴按揉寻找到痛点，有空就揉，不要怕痛，有多痛，郁结就有多重。直到揉到郁结点散开为止。情绪又会积压，经常寻找痛点，经常自己按摩。

2.腋下辄筋、渊腋。对腋下这两个穴位进行推摩，或者在腋下找到结节点，结节点往往都是痛点。找到尖锐的刺痛，就找对了，放心大胆地按揉吧。

4 女子经期及月子期不宜做的事

女子在经期和月子里照顾好了自己，不仅将来各种病痛要少得多，而且人会面色好，显得年轻。

为什么形容女人如花？花朵娇艳美丽、有颜色，女子气血充盈、血气顺畅则颜色娇柔，皮肤光泽，否则容易枯黄、晦暗。而经期和月子这两个时期对女子都很重要。

经期

经期是女子一个特殊又普通的生理期，每月一次。只有经期注意保暖，血气才会顺畅。否则寒凝瘀血排不尽则容易滋生肿瘤有形之物；容易面色黧黑，肌肤粗糙；造成盆腔湿气重，容易白带过多、腰骶酸疼；容易面色萎黄、暗斑横行；出现肾精不足、虚火上冲则容易面红、生痘痘、面部出油。

女子经期身体相对平时更弱一些，除了痛经、小腹坠胀、腰酸外，很多女生来月经期间都会怕冷、容易疲劳、身上无力，甚至有的女生来月经期间头痛、食欲差、恶心、腰酸加重等。对于这个特别的生理期，女生们要懂得不吃生冷，多穿一点。

女子身体柔弱，经期不适合做的事情：

● 经期不要受凉，包括淋雨、蹚水、挨冻（冬天）、开低温空调。注意保暖，尤其是腰和小腹。月经刚刚干净，不要急于游泳和贪凉，虽已不出血，不代表内膜已恢复。

● 经期不要贪凉，包括不要食用冰激凌、冷饮，也不要长期食用绿豆汤等。

● 经期及平时不要熬夜，熬夜伤精血，尤其是量少的女生。

● 经期不适合拔罐、刮痧。针灸、艾灸可以视情况而定。

● 经期不要干重活、不要剧烈运动，适当休息。

● 经期不适合同房，要等月经彻底干净。

产后月子期

"坐月子"是女子一生中最重要的一项内容。女子在怀孕的过程中，身体气血供给胎儿，随着月份加大，母体负担逐渐加重，生产过程中的阵痛和分娩也会耗伤气血，生产之后身体比较虚弱。因此，先祖传下来的坐月子就是让女子在产后好好静养，在身体和心理上得到一个完全的休养，让气血、脏腑、皮肤、产道等逐渐恢复。

产后，是身体比较虚弱的一段时间，皮毛稀松，骨头缝也是松的，任何虚邪贼风都有可能伤及产妇。因此，自古就流传了产后不开窗、不洗头、不洗澡的说法，在当时生活条件简陋的条件下，其实就是为了最大程度上不受凉、不受风，以免留下疼痛的病根。

过去很多产妇戴帽避免受风头痛。这一习俗非常普遍，现在仍可见许多少数民族妇女带绑头的习惯。现在条件好了，头发能及时吹干、天冷也有电暖设备取暖，因此，月子期间也是可以洗头、洗澡的，但要及时吹干。但是产后月子里尽量不要外出受风，人在室内则不要开窗透风、不碰冷水、不吃生冷。

饮食上，产后多进补，吃一些温性的食物，有利于气血运行，比如鸡汤。鸡肉和鸽子肉性热，在孕期吃容易增加体内内热，对胎儿不利，而在产后失血伤元气了，可以温补。十年前我的老师就告诉患者，孕期少吃大热之物，更不要吃冰冷之物，这些都对胎儿体质不利。

产后女子情绪容易低落和烦躁，这个抑郁和焦虑成了现代社会不容忽视的问题。职场女子突然从个人价值认可中回到了家庭琐碎和不停给孩子喂奶的生活中，会有一个较大的落差。其实，带来一个新的生命并能够将他培育成对社会有用的人，这本身就是一件了不起的事情，绝不输于职场的任何成就。之所以称为伟大的母亲，就是对女子怀孕、生产、抚育孩子的最大价值认可。

哺乳期妈妈吃进去的所有食物都会化为乳汁，因此，妈妈所吃的食物应该不要偏性太大：过辣、过热、过凉、过湿都会形成相应的热毒、湿毒等进入孩子体内。

最简单的例子，就是哺乳期妈妈水果吃得多，婴儿容易腹泻或者消化不良，大便青绿、酸臭。孕期妈妈吃水果太多或者吃冰激凌冷饮之类，孩子很容易在娘胎里脾胃虚寒、出生后长湿疹。

产后女子身体虚弱，月子期不适合做的事情：

● 月子期不要受凉，包括开窗、开空调、淋雨、用冷水、挨冻（冬天）。

● 月子期饮食均衡，食物不能过燥，比如天天吃辛辣；不能贪凉，比如过食瓜果，甚至冰激凌冷饮；不要过咸。

● 产后不要过累，尽量休息，放松身心。

● 当出现焦虑和抑郁情绪后，及时与家人倾诉、沟通，如若不能及时恢复，可寻求大夫调理。

● 胀奶及时吸出来或者请催乳师疏通，避免造成乳腺炎，导致疼痛发热。如有发炎，不可喂奶婴儿，可以挤出来倒掉，避免奶水中有害成分对婴儿不利。

世上没有不漂亮的女子，各个时期照顾好自己。

请爱自己更多一些。

5 子宫内膜厚度与怀孕的关系

子宫内膜的厚度是现代医学B超能够看得到的，它的厚度不仅影响月经来潮，也影响着床及受孕，对于女子来说十分重要。子宫内膜太薄或者太厚、异位都是异常，影响月经和怀孕。中医通过调理人体整体气血，继而能改变内膜厚度。

子宫内膜在月经来潮前达到10~12mm，行经时子宫内膜剥落，随月经排出，仅留下基底层0.6~0.7mm，在雌激素影响下内膜很快修复，组织生长变厚，给下次月经和胚胎着床创造条件。

因此，很多子宫内膜太薄，比如0.2~0.5mm的女子去医院检查，都要靠注射或服用雌激素如黄体酮方能经汛来潮。有些女生使用黄体酮后能正常经汛，很多人不吃黄体酮就不来月经。

对于子宫内膜过薄的，有些使用雌激素后，内膜的生长仍旧缓慢，西医对此没有更好的办法，如果不用激素就不可能来月经。因此没有及时进行中医调理的女子，很多提前绝经的例子。

子宫内膜作为女性身体的一部分，也是气血所生成，与其他的人体组织一样。因此，中药在解决人体内循环的问题方面具有优势。

即使没有看过中医的国人也知道月经不调应该去看中医，就说明中医用药解决妇科问题是有卓著成效的。

中草药作用于人体气血的生成和运行以及瘀血的清化，促进气机的运行；帮助扶健脾胃化生气血，改善胞宫环境，加强内膜生长。这点从古代医家傅青主女科中就能得知。

子宫内膜太薄不容易来月经也相对不容易受孕。中医认为女子以血为本，月经量少的原因并非单一，有虚有瘀、有郁有热。不管哪一点都会导致血海空虚，血海就是太冲脉，也叫冲脉，是奇经八脉之一，冲脉能调节十二经气血，故称为十二经脉之海。与生殖机能关系密切，冲、任脉盛，月经才能正常排泄，故又称血海。治疗上虚则补、郁则疏、热则清、瘀则除，在此基础上仍要调气，气行血行。

子宫内膜的健康来自于健康的生活方式：平和的心态，少怒少忧思；健康的饮食：少油腻、少寒凉；有规律的作息时间：早睡不熬夜。

另外，子宫内膜异位、增生、过薄的患者，一半都有人工流产史。这点很伤害女子生殖系统，种下了瘀血、痰核和气滞等病因，造成月经稀少、血崩或者不孕，内膜增生、异位、子宫肌瘤，甚至子宫异常出血等。

刮宫术后容易出现子宫内膜过薄，影响月经和受孕，甚至衍生其他疾病。反复刮宫子宫内膜变得凹凸不平，容易出血、引发盆腔炎、宫颈炎。

虽然中医范畴没有这些炎症，但对身体健康有很大危害，对生活质量有很大影响。

某女孕二月，胎停孕，后行刮宫流产，子宫内膜0.3mm，医院给服黄体酮一个月未能让内膜增长到一定厚度，后经中医调理一段时间有效解决了这个问题，继而受孕。

　　某女半年内停孕两次，做清宫术后内膜厚0.4mm，一直没有来月经，西医给服用治疗围绝经期综合征的芬吗通，告知服用二十八天后停药即来月经。此女后服用中药调理，停服芬吗通，月经恢复正常。

　　子宫是孕育胎儿的暖房，孕育的条件是子宫内膜需要达到一定厚度，就像比较肥沃的土壤一样，还需要有合适的子宫温度，就像温暖的花房一样，还需要足够的气血来濡养胎儿，无论哪个条件不足，都有可能停孕或滑胎。

　　还有一点，先兆性流产出血所用的止血药，会在子宫产生瘀血，与胚胎抢食营养和空间，也容易导致胎停。

　　女子要有爱护子宫的意识：注意远离寒凉食物，要记住它们会改变子宫温度和环境；注意腰、腿保暖，要记住"人从脚下寒，人老先老腿"；注意早睡养血性情温，要记住熬夜耗伤阴脾气躁。从琴棋书画中培养一种兴趣爱好，静心养神。

6 女子调理好身体才能孕育健康的胎儿

刘善人说：女子是世界的源头。

这句话的意思不仅是说女子能孕育胎儿，为生命延续，为家族添丁带口，为世界人类繁衍，为人类文明作出贡献。同时也是告知女子一旦成为母亲，不仅要生育，更要生养、教诲、抚育、培养一个正义、善良、有品德、健康的孩子。（这里并非要抹煞掉男人作为父亲付出的辛劳和做出的贡献，只是更强调女子在这件事情上有着更重大的意义。）

2019年健康大数据显示每30秒就有一个缺陷婴儿出生。女子在准备怀孕前用中医药调理好自己的身体，不仅能更好地帮助怀孕，而且能改善母体体质。准妈妈改善体质后生下来的宝宝相对没有调理的人更健康一些。因为母亲孕胎近十月，胎儿在母体吸收营养，全部依赖母亲的气血，母亲体质的好坏，决定了孩子的先天体质的好坏。

当然母亲在怀孕期间的饮食，也一定程度决定了孩子体质。比如有些妈妈在孕期嗜辣，孩子就会内热大：烦躁、脾气大等；如果妈妈在孕期吃很多瓜果，孩子体内就会内湿比较重：出生湿疹，不消化，拉肚子等。因此，怀孕期间应均衡摄入，不偏不倚。

新生儿发湿疹不是正常的，是因为这个时代孕妇吃的瓜果太多导致的，即使成为了一种普遍现象，它也是不正常的。二十世纪七八十年代出生的孩子发湿疹的很少。

自从我独立行医坐诊以来，中药调理帮助更快怀孕的准妈妈不在少数，有的是月经不调，有的是宫寒，有的是多次停孕或习惯性流产，有的是准爸爸精子活力不足，等等。

为了生命延续的伟大工程，男女双方准备迎接新的小生命，抚养、培育一个对社会有用之人。为这个伟大的诞生，在身体和心理上做好准备，是值得提前调理的！

生孩子是夫妻的意愿，孩子的到来也是夫妻自己的福报，中医调理，只是为了让这一刻到来更快、更健康、更喜悦。以下我就举六个近期汤药调理助孕助育的案例。

案例一

这个女子30岁，月经不规律，经常推迟，甚至2～3个月一汛，量少。末次月经3月25日，推迟半个月，色深，量少。身倦无力，心情低落。气短。纳少。

嘱咐不要吃生冷冰凉之物。服药后月经时间转准，末次月经6月9日。后停汤药。7月份没来月经，告诉我已经怀孕6周。

案例二

女子28岁，带多。月经推迟一周，无痛经，经前一周即乳房胀痛，月经量正常，无血块。曾有宫外孕史，卵巢囊肿。

服药后月经推迟时间逐渐缩短，量增，色鲜红。

后告知已怀孕，孕期正常上班。2019年3月已经生一女，母女平安。

案例三

女子29岁，闭经5个月。末次月经6月18日，量少，色暗。经前烦躁。小腹痛。头晕、疲劳，性急易躁。容易生闷气，胸闷气短。经期腹泻。

服药后诸症好转，末次月经7月20日左右。后停汤药。11月底微信告诉我已经怀孕9周。

案例四

女子27岁，月经量少，末次月经11月6日，经期纳呆，血块少。饥时心慌。入冬后情绪低落。脸生痤疮。

服药后连续两次量增，小腹轻痛。脸色转红润，痤疮尽退。停药。4月28日告知我已经怀孕7周。

案例五

这是一个多次停孕及习惯性流产的备孕妈妈，身体体质比较弱，再加上停孕刮宫的伤害，中药调理必不可少。服用汤药后怀孕一次，但孕还不足3个月又出现第4次停孕。对于身体和心情来说都会产生压力和影响。还好她本人比较乐观开朗，继续服用汤药，终于第5次怀孕成功，带着全家期待和祝福，以及小小担忧，全程孕期在家静养，终于在2017年底产下一个男孩。

案例六

这个一个多囊卵巢的女子，26岁。经常月经不准，2~3个月来一次月经好像已经习以为常。经前乳房胀痛比较厉害。来我这里调理几次月经正常了。之后举办婚礼、外出度蜜月后，结果2个月没来月经，又来找我调经。我仔细查看了一下，问她有没有可能怀孕。后经检查证实已经怀孕两个多月了。2018年产下一个女孩。

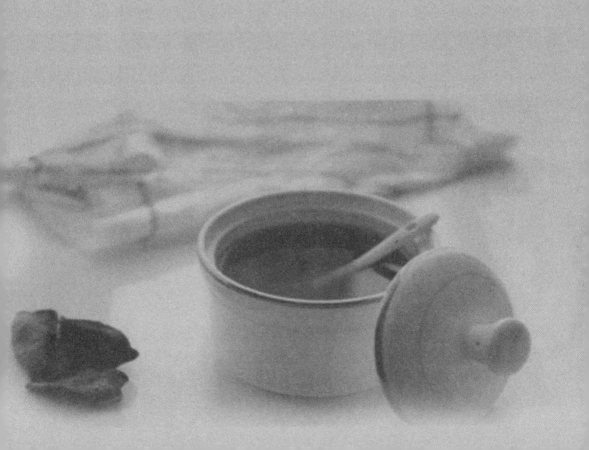

第六篇

男子保健

1 长期喝冰水，让身体失去对病痛的感知力

经常喝冰水的人，感知力下降，这是我在临床看诊中发现的。感知力就是身体对自己不适症状的感知度。正常情况下，我们有任何不适身体都能感知。正因为能感知，所以才能治疗、才能提前预防。可是长期喝冰水的人会变得麻木和迟钝，大多数人感受不到身体有不舒服的地方。

平时通过摸脉我能比较准确判断患者身体情况，包括身体出现的症状和一部分西医的疾病、指标。可是有不少人过来摸脉后一问，什么症状也没有，再次询问，都有常年饮用冰水的习惯。

为什么很多人检查出癌症之前从来没有症状？有的人从来身体不难受，某一天特别难受后去医院检查便是晚期癌症。这是因为身体失去了对症状的感知。身体在得癌症之前，肯定有不适的预警，只是本人没有感知到罢了。

我有一个患者从来没有身体不适，突然有一天胃痛比较剧烈，引起他的重视，去医院一查就已经是胃癌晚期；有的人甚至从未有过不适的症状，只是在一次体检中检查出来是癌症，比如我有一个患者体检发现肝癌晚期。这些人都失去了应有的对病痛的感知。

感知越弱，身体隐患越大。这个道理很简单，因为正常情况下，人有不舒服的地方他自己能够感知到，如果感知不到，他肯定认为自己很健康。

我号脉能知病症。所以患者一坐下，我主要号脉说出患者身体情况，然后通过望色、问诊合参来详细诊断、遣方用药。通过摸脉得知的症状跟患者能够感知到的症状，相符合在70%以上，这个称为人脉相应，也就是人病脉病，视为正常。反而，摸脉问题很多，患者自己却没有任何不适，视为异常，他们往往认为自己很健康。这种人的体质被我称为"绝缘体体质"。

这样的例子我碰到了不少。

案例一

有个先生，他女儿在我处调理效果很好，介绍他父亲过来看诊。我一搭脉，五脏俱损，心中一惊。我询问说："您的身体很容易疲劳？"他说："没有啊，我精神头特别好。睡得少，我也不困。"我又问："胸闷气短有没有？"回答："没有。"我想，既然症状没有，那就用西医治标来说话，只要做过体检，就应该知道。我又问："您脂肪肝、血脂高，知道吗？"他说没有检查过。他唯一有的症状只是常年便秘，吃了十年三黄片来通便。而且每日饮用冰水。

我一听，本身身体阳虚至极，还吃寒凉的三黄片来饮鸩止渴，每日冰水来戕伐身体，实数难救。作为医者，该嘱咐的还是要嘱咐，尽可能把危险降到最低。我便嘱咐他女儿带他父亲去看一下心脑血管科，担心有脑梗倾向。

没过几天，她女儿反馈给我，去医院做了检查，医院大夫直接就留下他爸住院了，颈动脉堵塞严重，要求装支架。

这已经算是幸运了，有的人没有症状，西医检查也没有问题，但是预后很糟糕。

案例二

有一个人的老父亲是癌症晚期患者，医院已经不治疗了，让其回家。这个人经人介绍找到我，让我帮忙调理一下脾胃，让老人尽量活得久一点。老人的孩子们也知道癌症晚期变数很大，让我不要有后顾之忧。

我一搭脉，身体瘀堵不通，堵得很严重，摸脉后询问居然一个症状也没有。当下我就心中了然，这是绝缘体体质。我询问这个老人："您当时怎么发现身体得病了？"他说："我没有症状，就是这个地方突然破溃了，才去医院检查的。"于是指了指脖子。

这种绝缘体体质的身体已经完全屏蔽了感知，预后非常不好。过了一段时间，我依旧忙于诊务。后来得知，那位癌症晚期患者回去不久就在睡梦中过世了。

案例三

有个外地过来就诊的先生，他从高中起常年喝冰水、吃冰棍，已经30年。没有任何不舒服的症状。但是今年春天开始只要一排大便，就出血，而且出血量比较大。他非常恐慌，多方医治无效。这种人也是绝缘体体质，感受不到任何症状，出血不是感受到的，而是眼睛看到的。

这样的案例不胜枚举。

因此，今年我摸脉，只要发现胃肠道寒凉，我都要询问是否常年喝冰水或吃冰棍，如果回答"是"，我直接告诉其从脉象看出身体问题的严重性。很多无心脏症状的患者，我要求随身准备速效救心丸，以备不时之需。

还有一部分人是半绝缘体质，就是身体症状表现出来的很少（1~2个症状），绝大部分症状是患者本人没有感知到的。经了解，这些人中多数人有长年喝冰水或喝啤酒、白酒的爱好，也有极少数没有特别爱好。

经常看到一些年轻小伙子，身材高大。可是一搭脉，里头是空的。人体亏空厉害，徒剩一个身体的空壳。可是患者症状不明显，能感受到的身体不适很少，就是觉得疲劳，其他症状不明显。这就是《黄帝内经》中说的："形气有余，脉气不足。"经我看诊询问，也是常年喝冰水、凉水的人群。这种身体其实非常糟糕，急需调理，但是人都是有症状才自知身体不佳，无症状便无从知道了。

有的患者因为信任，即便他没有明显症状，也要求吃汤药调理，这样的情况，我一般摸脉发现脉象转为正常、生命风险解除了，就让其停药。人的感知会撒谎，但是脉象不会撒谎。

案例四

前年有一个患者，摸脉后询问有没有憋气，回答说"没有"。脉象上痰涎壅盛。又问有没有痰，回答说"吐不出来"。腿肿多年，一直没有治疗。没有饥饿感，吃得也少。2个月后被诊断为肺癌。

　　临床最不缺少的就是一个一个鲜活真实的案例。我作为临床大夫，与其他中医大夫不一样的是，来我这里的患者都是我先摸脉说出他们身体病症，而不是患者来了跟我说哪里不舒服。因此一些被熟人介绍过来的患者，都是来让我治疗并检查他们身体状况的。

　　因此，心脑卒中以及癌症这样的重大疾病之所以发病率及致死率高，对于很多人而言都是没有前兆性的，也就是他们感知不到身体异常。对于这种情况中医摸脉就显得优势突出了。

　　对于身体而言，不是没有症状就是健康的。对于绝缘体体质而言，有时候没有症状暗示着更大的风险，并且让人疏于防范。健康，不仅是对当下的身体而言的，如果一辈子不得重大疾病，这才算是健康的。

2 冰饮阳虚导致男子阳痿精子病

30年前美国人不孕不育的就已经很多，常常听说到中国来领养小孩。20世纪90年代末，治疗勃起障碍的伟哥在美国的盛行就能很好地说明男子勃起障碍有很多。

美国人不孕和勃起障碍的原因是什么？

现代医学无法给出一个合理解释。但是老祖宗留下来的中医学认为：冰饮阳虚导致男子阳痿精子病。美国民众喜欢喝冰饮众所周知，喝水喝酒都要加冰块，因此造成的肥胖和生育困难比比皆是。

随着冰镇饮料的盛行，近20年来冰饮持续在中国领导风潮，霸占"C位"。国人也追随至此，除了喝水加冰，冰啤酒是夏天甚至一年四季的标配。

冬天在飞机上要杯水，空姐都会问要不要加冰，似乎喝个加冰的水都会变得高格。电视广告也在错误地进行舆论引导，运动大汗后喝杯透心凉的冰水、吃火锅辣得脸红喝杯透心凉的冰水……这些都是毁坏身体的。往烧热的砂锅倒一瓢冷水下去，锅都会炸，何况是人的胃吃了热的又浇一瓢冰水？

所有一切与自然相背离的行为，都在减速人类繁衍。男子阳痿和生育障碍迅速变成了全球性的问题。

在中国，现在这个问题也越发凸显。各大医院生殖中心的成立就说明了这个问题的群体性和严重性。去过的人都知道那里人山人海。

怀孕生子变得不再那么容易。我在临床上经常摸到育龄男子精子有问题，口说无凭，可以去做检查，用数据来证明。

怀孕需要女子子宫合适的温度和环境。

胚胎需要好的精子、卵子的结合。

从受精那一刻开始，着床变得很重要，女子子宫温度和内膜土壤决定胚胎生长发育。

停孕可以是女子子宫问题，也可以是男子精子质量问题。现在这两个问题都很普遍。

以前生育问题，多数是女子调理，现在临床上男子调理的也比较普遍。一直以来中医中药是解决此类问题的好方法。当然现代医学的人工授精和试管婴儿也有力地解决了一部分生育问题，但是解决不了婴儿的体质问题，体质来源于父母。

传嗣子孙，是很严肃和庄重的话题，是个伟大的事情。精子质量好，子宫环境好，才可以孕育出身体健康的子嗣。所以为了这个严肃和庄重的事，调理就赋予了男女勇气和力量。

精子问题：

精子可以液化时间长、不完全液化，精子活力不足，精子畸形高比、少精、弱精、无精等。

精子问题少数是先天问题，多数是后天问题。我有个患者，前后2年时间内，精子检查天壤之别。这与生活作息、饮食习惯、情绪压力均有关系。

身体有问题必然精子有问题；反过来说，精子有问题，身体也是有问题的，不管有没有症状。

有的人说，我过去经常喝冰水，现在不再喝冰水了。是的，虽然现在没再喝冰水，但是之前喝冰水造成的影响仍然存在，如果从未进行中药调理，那影响一直存在。

国人自古饮食喜欢喝热的、趁热吃是有道理的。品茶是传统国饮，一年四季都是热茶。

传统中医学没有方程式，没有化学成分、没有数据，靠的是大自然的道理。万物生长靠太阳。温暖才是生长的条件和环境。冬天种植蔬菜都要大棚；南方水果、植物在北方就无法生存，都说明了温度和土壤才是万物生长的基本条件。

人在极冷的环境下是不适合生存的。天寒地冻不生庄稼。如果吃冰饮把自己的身体局部变成冰冷的环境，人一定会生病的。

有人说现在大病怪病那么多，怪环境或者怪空气、怪土壤。其实管住自己的嘴，远离生冷寒凉就能少得许多病。

3 男子精子好，女子更易受孕

成功怀孕，不仅需要好的土壤，也需要优质的精子、卵子结合成优质的胚芽，这样才能在土壤里生根、发芽、成长、壮大，将来一朝分娩，才能生出一个体质健康、性情柔和的宝宝。

现在怀孕的难度增大，除了与人的体质下降，一代不如一代有关，更与不健康的作息、生活习惯（熬夜、房事过频、手淫）和各种带毒情绪有关。在各知名医院的生殖中心，人满为患。很多不易孕育的人，选择了试管婴儿。

试管婴儿技术确实帮助解决了一部分人怀孕生子的问题。但是，如果不易受孕就说明男女双方两个人体质不佳，那么试管婴儿是否会带来体质更差的一代人？这个问题值得思考。

繁衍生息是一种自然规律和现象。既是自然，是不需要借助人工行为完成。因此科技的进步，实则从另外一面反映了人类的退步。

当然，我们不用这么杞人忧天，万物的兴衰昌亡有其必然的规律。好在是浩瀚之下，还留有一门传统的中医学，在调理人体气血、五脏六腑、阴阳同时，也有助于怀孕、生子。这是从"根"上着手，对未来出生婴儿的健康更有利。

男子精子好，女子更容易受孕。

这是我这些年临床调理怀孕、助孕得出来的经验。

第一种情况：

多数时候是女子过来调理。来调理的时候脉象确实存在阴阳的不平衡（我只能用这简单的几个字概括脉象的问题），经过调理，脉象趋于好转甚至阴阳相对平衡，月经情况、子宫情况得到改善，这样怀孕的问题已然不大。简单地说，女方可以备孕了。

第二种情况：

有的女子过来调理时，脉象很快好转，我即嘱咐带其先生过来一起调理，看其先生是否存在精子活力不足或者畸形率高的问题。这个摸脉可以摸出来。

男子身体体质呈现的下滑趋势特别明显，与20年前相比，大大下降。因为20年前不孕不育门诊和生殖科的需求没有这样巨大。

第三种情况：

有一部分先生自知确实存在与检测报告一致的精子问题，还有一部分先生精子只是刚好达标，我都建议调理一下。这样，精子还可以更好！

下面我们看一下精子畸形率的合格要求，这个数字很让人惊讶：100个抽样精子里头有95个畸形精子，只有5个正常精子，这个5%的正常精子被视为"合格"。这个数字是不是让人惊讶？但是仍然有不少人合格精子不足3个。

优质的精子越多，就一定身体更健康，怀孕概率更高吗？当然，这个不需要医学知识。精子也是人身体的一部分，如同细胞一样，都是身体机能健康状况的表现。

　　我记得有一年，有一对夫妇超过38岁，两人来调理，准备怀孕。男女身体都不太好，男方不适症状较少，但是精子活力弱，畸形高，液化时间长。女方因怀孕的事情精神压力特别大，焦虑、多疑、敏感，气虚血亏，月经不调，面色淡黄，无神。男子改善很快，大概吃了5次药精子质量明显改善。停药后顺利怀孕，后生一子。

　　这说明什么？

　　第一，如果女方身体差一些，而男方精子更好，则男子助力于女方，更有利于怀孕。

　　第二，反过来，男方精子达标，没有调理，而女方调理到月经正常，子宫状态改善，有利于怀孕。

　　第三，男女同时调理，受孕概率更高、更快。

　　孕育胎儿是子嗣繁衍的重要环节，怀孕不易、孕期不易。人身体出现问题是正常的，用久了什么都容易出毛病，家电也好，人也罢。及时调理，珍惜眼前人。

4 男子可通过晨勃自检身体状况

中医认为，阴、阳二气是世间万物之根本。阴阳二气体现在人的身上，男子为阳，女子为阴。男子为阳的代表特征即为晨勃，女子为阴的代表特征即为月经。

晨勃与月经都是男、女自然生理现象，天人同相呼应。

自然界的太阳每天清晨升起之时，男子体内阳气亦开始升发，男子在清早产生阳性勃动，称为晨勃。

女子为阴，月经的经汛与月亮的运行周期相同，为28天。女子每个月按时月经来汛，为正常生理现象。但凡出现紊乱，或一月两汛，又或数月一汛，均为异常。

因此，自古女子很清楚地能够通过月经来判断自己身体健康程度，进行及时调理。女子对自己月事的了解和关注已经习以为常，正常与否成为自我检测的有效方法。

而对于男子而言，鲜少有人关注晨勃，以此来检测身体健康状态的男子更是寥寥无几。

简单地说，生理现象都是男、女应该具备的正常生命活动的表现，视之为平常。比如：我们渴了要喝水，饿了要吃饭，都是正常生理需求。生理现象的紊乱、不规律则为"病理现象"。当然，视程度的轻重而不同。

《黄帝内经·素问》中有一段文字：关于男女生理的描述：

"丈夫八岁，肾气实，发长齿更。二八，肾气盛，天癸至，精气溢泻，阴阳和，故能有子。……八八，天癸竭，精少，肾脏衰，形体皆极。"

男子以八年为发育周期之数，八岁的时候肾气充实，开始换牙齿头发更长，十六岁精气旺盛，可以生子，六十四岁肾气衰退，精气已经虚弱。

因此，男子在十六岁到六十四岁更年期之前都应该有晨勃、可以生子。而女子从月经初潮到绝经前都可以生子。

每日都有晨勃既然被视为男子正常生理，那么如果晨勃很少，或者没有，又或者不达标，则说明身体的电量已经不足，无法调动某些程序的运行了，需要调理使电量恢复正常，才能保证功能的使用。

没有晨勃或者很少，对房事行为和生子是有影响的（勃起无力、早泄、精子问题）。用中医病机来描述，是阳气亏虚、肾精不足。这里阳虚并不单指肾阳，五脏阳气都或不足。

若是在少年或青年时期手淫过多，损伤肾精的，二十多岁就会出现晨勃稀少。当然现在算上熬夜、工作劳累、用眼过度、心情长期郁闷都会损伤肾精，影响晨勃。

我在临床上摸脉经常能发现各个年龄段男子出现晨勃稀少、育龄期男子的精子问题。

中医不提倡房事过频，会伤精，但是正常的生理现象是要遵从的。因此，对于大夫而言，身体的问题通过脉象都能知道。而男子在了解自己晨勃状态后，也能对自己身体异常进行及时判断和调理。

5 治疗尿酸高，中医有法宝

男女都可能出现尿酸高的异常现象，但是痛风更倾向于男子。男子血尿酸高更为普遍，不分青、中、老。有的人尿酸高尚未发作痛风，有的人痛风时发，而且小关节红肿热痛或疼痛难忍。据说痛风之痛可达十级，比生小孩还要痛。

现代医学认为痛风是血尿酸结晶在关节内沉积引起的关节疼痛性炎症发作。反复发作可出现关节破坏，并发肾脏病变。

为什么血尿酸结晶沉积在关节周围呢？对这个关节病变问题，中医有这样的认识。

中医认为肾主骨，生髓。骨头和骨髓都是由肾来统领。肾中属于肾阳的那部分起到蒸腾水湿的作用，使得水湿不在骨头周围停留和集聚。肾阳中属阴的那部分起润滑的作用，让关节和关节之间在弯曲运动中灵活、润滑，所有大小关节如指关节、趾关节、膝关节、髋关节活动的时候发出响声或者涩痛不能弯曲，都是肾中属于阴的那部分不足造成的。

因此，痛风表现在关节周围的红肿热痛与肾有关，与肾中属于阴和阳的物质缺乏有关，简单地说肾阴肾阳都是亏虚的，而且肾阳的亏虚大于肾阴。

肾阳的作用就是把水液蒸腾气化，即把水变成水蒸气。肾阳就是热量，就是热力。

日常生活中的任何水液都需要热量才能完成气化。比如烧一壶水，需要热量，水才能沸腾烧开，离开了热量那永远是一壶冷水；洗过的衣服，在南方的冬天很难干透，甚至一周都干不了，那是因为阴冷潮湿的环境，湿度低；如若换到北京，家中有暖气，不用一天就干了。这就是生活中的热力的作用。

大自然中也需要热量和热力：冬天河流结冰，没有人用融雪剂去融化冰，也没有徒劳地用火去融冰，只需等到春天暖和，温度上来之后，河流冻冰自融。

一个城市，如果没有电力中心供电支持，那么整个城市都将陷入黑暗和瘫痪之中。家家户户离开电和燃气，就不能烧热水、不能做饭、不能照明。这就是城市的热力。

再回到人体，人的五脏六腑的正常运行都需要热力的支持才能运行（中医称为阳气）。活着的人都是有温度的，只有尸体是冷硬的，这就是生与死的最大区别。人若要健康，就不能把自己的身体搞得冷冷硬硬。如果人的手脚四肢都是温热的，说明身体相对健康；反之手脚冰冷，下半身畏风畏寒，都是热量不足、肾阳不足的标志。

在临床中我发现尿酸高的人，多数都爱喝茶、冷饮、啤酒、白酒之类，而且是每天都喝，甚至每天好几顿的那种。过多的液体摄入，让肾阳不足的人，无法运化和蒸腾水液，导致水液化生痰湿，并使水液在身体或者关节的局部沉积，进一步还会炼液成砂。因此，这一情况不只是引起尿酸偏高，还容易引起阴囊潮湿和瘙痒、前列腺增生、肾结石、肾积液、腿肿等。在肾被进一步损伤后，还会引起尿毒症。

因此，尿酸高的根本原因是体内肾阳不足伴有水湿过盛，因阳弱而水多，因此身体无法蒸腾代谢水液，淤积在体内日久造成的病变。

人体水多了和自然界水多了都会发生灾难。此点一定要记牢。

地球表面70%都是水，水是我们生存的基础；可是当它们受自然界气候影响时，海水可以发生海啸，河流水多了会发生水灾。

正常情况下江河湖泊的水都在堤岸之内，汹涌澎湃也不会溢出堤岸。可是当汛期发生洪水时，水太多而迅猛，才会冲破堤岸的约束，导致桥梁垮塌，房屋摧毁。

水对于人体也一样，适量有益，多则有害。因此中医相应的治疗原则就是温肾阳、利水湿。但是需要告诫患者不要摄入过多的水液，包括茶、啤酒、白酒、冰饮，以免体内水湿泛滥成灾。口渴则饮，饮不可过量。

6 锻炼，并不能改变人的体质

适当的锻炼是有好处的，最大的好处就是让人增加体能、精神好转。但是强度过大的锻炼对于某些心肺功能弱的人来说是存在隐患的。我们也看到报道说某位运动达人猝死，或者疲劳、熬夜引发心脏病之类的事件。

因此，锻炼只能改变体能，不能改变体质。体质如果通过运动变好了，就不可能出现运动中猝死或者引发心脑血管意外的例子了。

锻炼可以让郁积在身体中的阳气发散到四肢，所以冬天手脚凉的时候，跑跑跳跳就能让手脚暖和起来。

有的人整天昏昏沉沉，疲乏懒动，经过锻炼或者健身后精神头好转，就是这个道理，阳气在运动过程中被发散到了头脑和四肢了。如果运动后反而更疲劳犯困，说明运动过量了，要适当减少运动的时间，以免增加对身体的损伤。因此不是说运动量越大越好或者运动越激烈越好。过度为害。

我在临床中发现有些经常运动的人感觉不到疲劳，但是脉象上却明显气虚。我就会问他，是不是锻炼之前，很容易疲劳。他说"是"。我接着又问，是不是几天不锻炼，就觉得浑身难受，又很容易累。他也回答"是"。

　　这些问题说明了锻炼可以增强人的体能，但不能改变人的体质。打个比方说，我们体内有50克的阳气，锻炼或运动会让这集中在身体中段的50克阳气分散到头部和四肢。因为运动加速血液循环嘛，对不对？但是不会让这50克的阳气变成60克。原因是运动升发了阳气（升阳），但是没有产生新的阳气（生阳）。

　　有些人之前昏昏沉沉，疲劳懒动，经过锻炼后精神状态改变了，他往往会觉得自己身体特别好。但是摸脉的时候发现隐患存在，脉象仍是气虚阳虚，但是被现在好的精神状态所掩盖。一个觉得自己状态很好的人，是不会想到寻求中医调理的，所以心脏功能和肺功能不好的事实就会被掩盖。所以才会在运动中存在极大隐患，也才会出现报道说某个运动达人在跑步中猝死或者某个少年在长跑中卒中。

　　我记得三年前，有位四十岁出头的先生经朋友介绍过来摸脉，当时我告诉他心脏功能不好，他说他没有症状。我说他容易疲劳，他回答说锻炼后精神好转，现在每天都会锻炼。因此，没有症状我也没有开药。结果三年后的夏天，这位先生出现了心脏不适，而且胸闷胸痛明显，才想到过来调理。有些病症不是没发作，而是感知迟缓。

　　对于很多容易疲劳的人，有人说就是太懒，不爱动。可是要知道，如果体内阳气够足的话，是没有人不爱动的。比如小孩，虽是稚阳，但没有成年人的损耗，阳气相对比较足，都喜欢跑闹玩耍，这是天性。你要让他们呆着不动，反而是很难的。相反，老年人迟暮，没有太多阳气，跑闹玩耍是不太可能，行动步伐也变得迟缓，一坐就是半天不带动的。

　　因此，不爱动的人都是气虚阳虚或者壮火耗气所致。运动或者锻炼后精神虽然好转了，但不能改变他们气虚、阳虚的体质。锻炼往往掩盖了身体不足，而出现未来的病患。这一点可以提前用汤药、艾灸等进行中医调理，改善体质，防患于未然。

中医认为，人是天地之间产物，人的生命凭的是一口气，阳气。有阳气则生，无阳气则亡。天地之间不止有人，还有万物。万物皆有灵，万物皆有气。我们喝汤药、用艾灸调理治病都是借用了天地赋予的草药、动物药和矿石药，用它们身上的四气五味弥补人体不足，因而能改善人体体质。

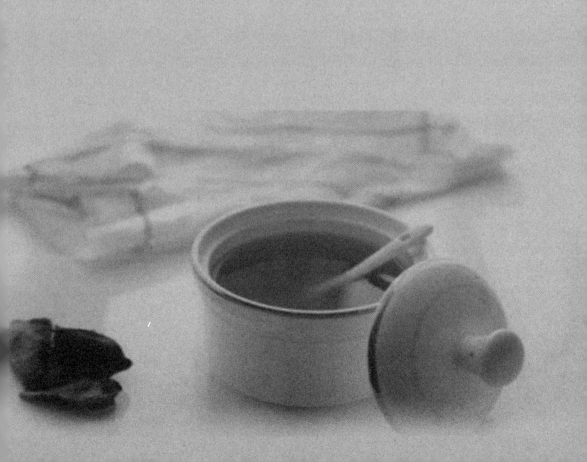

第七篇

五脏养护

1 天冷容易诱发心脏病

2018年10月，新华社新媒体报道，一个年轻的海归大学老师的猝死，掀起不小波澜。网上很多人说这位老师是运动达人，按他的体质不应该发生猝死。

逝者给了我们很好的警示。他虽为"运动达人"，却忽略了心脏问题。人人都觉得运动达人应该心脏很强。其实不是。很多人很容易疲劳，然后经过运动锻炼，疲劳减轻，精神转好，就完全忽视了自己身体。可是只要一不运动，就觉得浑身难受并且犯困萎靡。这实际上是心功能虚弱的表现。

中医对"心"的认识与西医不同，心除了是一个十分重要的器官外，还主管人的神气、精神、力气、情绪、心态和全身的血液，统领五脏六腑。

从这则消息看来，各位要知道：

1. 运动不会改变人的体质，不会让体内阳气量增多一分。运动确实能改善体能，但体质和体能存在本质区别，这是众人不易认识到的一点。

2. 很多人已经出现心脏功能虚弱的初步症状，可是心脏在仪器检查下一切正常。

3. 如果身体已经很弱，再熬夜、运动，只会雪上加霜。

4. 秋冬季寒冷，心脏功能不好的人容易出现问题，季节寒冷或者空调低温也容易引起心脏病。

5. 顾护阳气，远离熬夜。

6. 冬天血液运行较其他季节缓慢，多吃辛温食物，加速血液流动。生姜有很好的温通效果，对心脾都有益处。

北方地区秋冬寒冷，气温低、寒气重。心脏属火，火怕寒、怕水。若人体心脾肾阳不足，则容易出现心脑血管疾病：头晕，胸闷气短，乏力，胸痛，后背痛，烦躁易怒，懒言懒动等。

夏天自然界温度高、阳气足，对人体有帮助，而天冷时则少了大自然阳气帮助。所以秋末、冬季、初春温度低均容易诱发心脏病。

如果父母或者祖辈有心脏问题，更要重视，提前用中药调理进行干预，冬季常备速效救心丸，经常吃胡椒、生姜、葱、香菜、羊肉等食补。

2 肾该怎么补？补肾最好的"药"是……

中医讲，肾为先天之本。

这句话简单的理解就是说：父母在媾精时的体质，加上母亲在孕育的九个多月里饮食、情绪的状态，决定了我们的先天体质、肾气的强弱，也决定了我们后天身体的健康程度、体质的强弱、精气神的强弱、学习能力的强弱、容貌气质的清浊，等等。

——如果说一个人，先天肾气还可以，后天消耗不多，那可以使用的时间就比较长。

——如果说一个人，先天肾气只能算一般甚至比较差，后天消耗还太多，那可以使用的时间肯定就不会太长。

这里要说的是后天消耗都有哪些。

很多人马上想到房事。对，房事过多或纵欲绝对是耗肾的大头。

熬夜，也是大头之一，无形的损耗。人家睡觉在养精蓄锐，没睡觉的不仅没养，还在损耗，是不是一下双份就没了？

另外，各种耗费脑力、体力、眼力和心力的事情，以及纷杂的思绪都有消耗，而且是暗耗。

实际上，我们活着，即便什么也不干，也是消耗肾气的，但这是正常损耗，活着的付出。就好比手机只要开机，即便不用也会耗电一样。

肾可以补吗？

经常听到说肾虚补肾。肾真的能补吗？

我们这样推理一下：肾气从出生那一刻已经成了定数，最终消耗殆尽，生命灭亡。如果可以补肾，或者说真的有什么药物能够补肾，那岂不是不用担心死亡，人可以长生不老了吗？但是古代帝王终其一生寻找长生不老的方法，也未成功。

我们的生命犹如一粒种子，种下去到发芽破土，到生长壮大，到枯萎凋败，就是这样的一个生命过程。如果每个环节都维护得好，减少损耗，那么可以延长每个过程，延长生命。相反，做得不好会加速衰败，加速凋败。就像手机电池，省着点用，能用得更久；如果打开的应用程序太多，就会加倍耗电。

人为什么有寿命的终结？是五脏六腑元气消耗殆尽的结果。

人为什么有寿命的长短？是元气消耗快慢的结果。

修道之人为什么寿命较长？

那是因为，第一有些清规戒律要遵守，这些戒律都是防止精气过多消耗的；第二有些修炼方法可以修身养命，使人体能够接受到大自然的能量。

小时候我听故事，听说绣娘绣花很伤眼睛，有耗损过度导致瞎盲的；还有老母太过思念孩子，伤心哭瞎了的。那是伤心过度加上伤肝所致。因此，中医有句话叫作"过用则废"，过度使用哪个功能，哪个功能就容易废掉。

现在，虽然不用绣花，但是我们哪样能离开眼睛呢？手机、电脑、电视，尤其是手机。而且我们的脑子思绪乱飞、片刻不能停止下来。思绪和念头都会大量耗损肾精。

我们听说过熬夜加班导致猝死的，也听说过纵欲过度而短命的。都是一样的道理：油枯灯灭。

因此：

1. 直接补肾的单味药物是没有的，尤其是那些补品，都是安慰剂。中草药补肾的原理是通过药物之间配伍，四气五味的协同作用，让自身五脏之气调和，阴阳不过亢，身体五脏顺应相生。

2. 最好的补肾方法就是少思寡欲、减少思绪和念头。这里寡欲是减少任何起心动念的欲望，不只是情欲；静坐或静卧片刻，让胡思乱想的脑子能够静下来，将心气收回。少思一分，就反过来节约了一分。比吃什么补品都管用。

3. 如果真要说最能补肾的，那一定是种子。五谷作为种子里头的粮食作物，每年种到地里能生长繁衍，生生不息。种子的力量是强大的，那就是生命力，生生不息的繁衍力。每天吃饭（各种主食），就是在吃种子的这种富有生命力的气。

读到这里，您心里在想什么？想到自己每天没有好好吃饭，很亏吧？错过了这么多天然补肾的机会。

3 远离肺癌，须顺应肺的宣发和肃降

中医认为，肺有很大的一个功能，就是宣发和肃降。谁都知道肺主要职责是呼吸，我们一呼一吸时，肺叶一开一合。这个"开"就是宣发功能，能够把体内的热和水气从毛孔排出去。这个"合"就是肃降，能够把肺吸纳的气沉降、收纳，归入肾。因此呼吸和开合就是肺的宣发和肃降的表现形式。

肺的宣发是从体内向体外宣散的运动，这个主要通过皮肤毛孔的透热完成。我们身体的毛孔与鼻子和肺呼吸、开合对应，也是一开一合，把体内的热、水分、毒素都排出去。因此对于各种皮肤病，还有身上瘙痒、咳嗽、咳喘、痰、气短、长痘痘等问题都是肺的宣发出了问题，换句话说就是毛孔开合不利落了。一般是受凉所致，中医称"寒能闭肺"，比如吹风、吹空调、游泳、淋雨等都能闭肺，使体内的热、湿不能及时排出体外而产生痰浊和毒素的凝聚。

肺的肃降是从体表向体内沉降和收纳的运动，这个有两方面的体现。

一方面，主要是把我们呼吸到的空气中的清气和其他脏腑产生的精气沉降到肾并收纳在肾之中。"肾藏五脏之精气"，是通过肺气的运输输送到肾，肾再收藏起来。这就是中医脏腑五行理论中"金生水"的含义。

另一方面，是肺与胃和大肠的关系，决定了肺气在沉降过程中带领胃气和大肠之气的下降，成为了胃肠消化蠕动的"传导动力"。如果一个人胃肠呆滞不动，那么他就没有饥饿感，排便障碍也会出现，要么便秘，要么排便不畅，排不干净等。

当肺胃肠的肃降功能出现障碍的时候，对于肺而言，容易造成水湿的停聚，形成痰浊，产生肺部疾病，比如支气管炎、哮喘、肺大疱、肺炎、慢阻肺等。而这些有形之物的形成，又反过来影响肺对气和水液的代谢，导致产生更多的水湿停聚危害肺，而且会扩大影响到其他脏腑功能。

肠道的传导产生排便。排便是人体最大的垃圾代谢，不仅代谢掉人体维持生命活动摄入的饮食物的残余，也代谢其他脏腑毒素。当肠道的排泄功能出现问题时，垃圾久瘀不仅产生毒素，而且这些毒素会逆向传播给其他脏腑，比如肝、胃、肺等，肺首当其冲，其次是肝。

肺癌发病率增长迅速的原因，与没有顺应肺的宣发和肃降功能有关，或者说与人为地破坏了肺的宣发和肃降有关。

对肺宣发功能有破坏作用的情况包括：日常生活中受凉，夏季喜欢在空调环境中长时间生活，或者天凉了还经常游泳，或者天冷穿得少经常挨冻等，这些都使肺在外的皮毛失去了开阖的功能，因为寒冷，毛孔都是趋于关闭的状态，不往外排泄热和湿。

对肺肃降功能有破坏作用的情况包括：日常饮食中对鸡鱼肉鸭及各类海鲜产品的摄入量超标或者过高。每天我们摄入大量的高蛋白质食物和不好消化的肉食，都会增加胃肠负担，导致气机的壅滞和瘀堵。另外，随着冰箱的普遍使用，人们对冰饮的摄入也达到了极致，导致胃肠寒湿，使肠道传导功能遭到破坏，产生了很多寒性便秘。这个道理很简单，比如水是流动的，而冰是不流动的固体，用流动性来比喻肠道的传导和排泄，很容易就说明了吃太多冰饮会使肠道寒凝，与冰一样，不易于流动。这就叫肠道的传导功能破坏。

同样，与三十年前比，冰饮的摄入量和疾病的递增是成正比的，不仅中国，全球都一样。人们肠道功能出现了很大的问题，首先是排便障碍。曾经有过便秘史或正在排便不畅，又或者得过阑尾炎、肠道息肉、痔疮、大便出血等的人，都说明肺胃肠的肃降功能被破坏了，肠道已经淤积了一定的毒素。

在两个人肠道淤积、肺胃肠肃降破坏的程度相同的情况下，肾阳不足的人会更加严重，这是因为胃肠的肃降功能基于肺气下降，但是胃肠的核心动力即消化研磨水谷饮食的动力来源于肾阳。肃降功能破坏会导致胃病、肠病，如果宣发和肃降功能都破坏，并且毒素淤积厉害，那么肺、肠癌变的可能性会增大。

因此，在生活细节中才能体现养生的精髓。注意不要贪凉，少吹空调，保持肺的宣发功能；饮食有度，不食用冰饮、不摄入太多肉类，养护肾阳来保持肺胃肠的肃降功能。

这样才能保卫我们的健康，远离肺癌。

4 护肝最好的方法，不是吃护肝片，而是……

肝系统在人体的作用举足轻重，中医的肝系统，除了肝脏这个器官，还有肝气和肝血在维持健康生命中发挥的各项重要功能（一个器官实体，一个功能）。

而且中医认为，如果肝的气、血功能紊乱时间很长，肝脏器官必然发生质的病变。

肝脏器官的各类疾病，包括病毒性肝炎、脂肪肝、肝硬化、肝脓肿、肝囊肿、肝内血管瘤、肝癌、肝内胆管结石等等，都是肝脏这个脏器发生的病变，中医认为脏器病变是功能病变的深入化和严重化。因此在肝脏病变之前，重视肝脏功能显得尤为重要。

中医的肝，不是只有一个肝脏（现代医学的肝就是单指肝脏），还包括肝气和肝血的功能（不是医院验血查的肝功）。

肝的功能，即肝气和肝血，对身体和情绪的影响深远：

第一方面，肝气主导人的情绪躁怒或柔和，志向的远大或缺乏，是有决断力还是优柔寡断，对是非的辨识是强还是弱，人品是否刚正等等。抑郁和焦虑为情绪疾病的典型代表。

第二方面，肝代谢人体全身血液。子时入睡后，全身血流回肝脏中，进行新陈代谢，过滤毒素，化生新鲜的血液，使人第二天精神充沛、面色光泽。面色发青、发黄、发暗都跟肝血不充、熬夜或者耗神有关。

第三方面，肝为魂之舍。也就是中医说的肝是魂归藏的地方，就像人住在屋子里一样，魂住在肝中。有的人白天迷迷瞪瞪，注意力不集中，上课容易发呆、开小差等，都是魂不能归藏的表现。晚上睡觉多梦，而且经常做噩梦，也是魂不能归藏表现。

有的人什么事也放不下，处于一种担惊受怕、提心吊胆的状态；有的人思虑纷杂，不受控制，常常处于多思多虑之中，而且总往坏处想；有的人很容易受惊吓或者一惊一乍。这些都说明肝血亏虚，魂失其所，魂不归位。

第四方面，肝为筋之宗。人的运动功能不是靠骨骼运动，也不是靠肌肉运动，而是靠筋腱运动。当然准确地说，是筋腱附在骨骼上，肌肉覆在筋腱上协同运动，使运动变得有力、强劲。

因此很多人运动时肌腱拉伤、韧带断裂，伤的就是筋，即老话说的"伤筋动骨一百天"的筋。而筋是靠血来养的，失养则容易在运动中发生断裂、撕裂、拉伤等。但是适量的劳动或运动可以舒展筋骨，调节经络。

第五方面，肝藏血。肝参与生血，靠心气的推动把血液输送到全身。女子月经量的多寡、皮肤和头发的润泽或干枯、白发的出现等与肝血关系密切。

第六方面，肝经绕生殖器一圈，肝肾同源，与男子性功能和生育功能、女子卵巢及生育功能关系密切。

第七方面，肝主生发阳气，与人的精神状态、疲劳度相关。有的人整天昏昏沉沉或者很容易疲乏，就是肝的原因。

第八方面，肝的外窍在目，中医认为肝血上注于眼睛，眼睛才能看东西。反过来，看东西太多，会影响视力造成视力下降，闪光，眼睛劳累、干涩，出现飞蚊症甚至暴盲。

看到这里，各位是不是明白了肝系统在人体的重要性呢？

看看上面八大方面，其实不难发现这些肝气和肝血所主的功能中，情绪和人品性格都是肝外在最大的表现。情绪更加容易暴露在外，人品要日久才能发现。而外在影响内在，一个人日常生活，无非是工作、娱乐、吃喝、睡卧，这些里头睡卧又与肝的关系最为密切。

很多人，熬着最晚的夜，敷着最贵的面膜；

糟蹋无价的健康，吃着有价的保健品；

天天睁眼不能眠，床边不是安定就是佐匹克隆；

情绪起伏不稳定，离不开劳拉或者黛力新；

顿顿饮白酒，餐餐护肝片。

很多人怕得病，知道这样不对，可是谁也不愿意去约束自己的行为。

其实最好的护肝方法，不是吃护肝片，而是早睡，在睡眠中养肝血、解肝毒；

最好的抗焦虑方法，不是吃精神药物，而是多劳动，认可自己的价值并实现自己的价值；

最好的护肤品，不是面膜，而是少生气，生气则肝郁堵塞，气血不畅；

最好的睡眠药，不是安定，而是放得下，闭眼睁眼一天过去了，闭眼不睁眼，一辈子过去了。

5 胃的工作独白

　　"胃"做着一份说小不小的工作，比较挑剔，但尽忠职守。看起来它像是专门消磨食物的，没有多大的权力，也谈不上地位多么高贵。但是，它说了：我的工作看似微不足道，但我掌管着生杀大权。人自娘胎出生后的一切行为活动都要靠我的支持，你说我的权力大不大？

　　有一天，它的主人因为工作忙错过了吃饭的时间，胃饿得特别难受，它特别委屈，心想："主人啊，我还要替你工作呢，你这一天的精力、体力和日常活动、思维都要靠我来维系，你还亏待我？看你是初犯，好吧，我原谅你。"

　　接下来主人还算吃饭有规律，但主人各种忙啊，总是不能保证按点吃饭，总是打破自己吃饭的生物钟。这次，主人没吃午饭，一顿饥饿后，晚上在美食面前大快朵颐，吃得有点过饱了。

　　这时胃又说话了："主人，你这么不爱惜我，小心我给你罢工啊！我喜欢有规律地在工作时间来消化吸收，打破我的规律，总让我在休息时工作我会很难受，而且你把我都饿得前胸贴后背了，再把我吃得撑死，你还让不让我活了？为了告诫你，我今天小小惩罚你，让你知道不能这样对待我。其实这也是我对你爱的保护。"

这时，主人觉得胃特别撑胀难受，食物呆在胃里也不消化。胃已经没有力气去超负荷消化这么多食物了，而且晚上是胃的休息时间。主人晚上睡觉也睡不着，辗转反侧折腾了一夜，到凌晨4点才慢慢睡去。

主人没有引起重视，他总是独断专行，忘乎所以。以为自己对一切都可以发号施令，不知道自己与身体里的各位小主是互相依存的关系，离开了谁都活不了。

这天，主人为了拿下一笔订单，陪客户喝酒喝了4个小时，喝了个酩酊大醉。胃一边要忍受着漫长的煎熬，还要努力消化研磨自己肚子里的这些米糟之物。

胃有点受不了，喊了另一官小主"肝"来帮忙。"肝"说："大晚上的我正忙着我的本职工作，主人怎么都不安静，大晚上不睡觉，害得我不能把血液全集中在本官里，魂都回不来，这会儿酒精来捣乱，我还要代谢酒精，我只能马马虎虎做一下了，这不怪咱们。主人不爱惜咱们，咱们能力有限。"

胃受到酒精的刺激，萎靡不振。第二天主人吃东西、喝水，一直胃难受，犯恶心，还头痛。胃说："这不是我惩罚你，是你伤害了我，自讨苦吃啊，主人。你再这么喝，把我喝得胃出血，我完蛋了，你也完蛋了，这点你都不清楚。看来是我生不逢时，未遇明主啊。"

为了昭告天下，胃说："我与主人'唇齿相依，唇亡齿寒'的道理主人应当知道，我把我的喜好和工作时间都告诉你，你爱惜我就是爱惜自己，你糟践我就是糟践自己。

"1. 我不喜欢潮湿的环境，所以不要吃太多生冷寒凉让本官环境变得闷热潮湿（我们常说的胃实指中医'脾胃'，脾喜燥恶湿）。

　　"2. 我不喜欢长期太辣和油炸食物，这样我的津液消灼，会引起溃疡和萎缩（胃喜润恶燥），我喜欢硬软适中、干湿适中的食物。

　　"3. 我喜欢消磨主人细嚼慢咽送过来的碾碎的食糜，不喜欢狼吞虎咽送过来的粗糙的大块食物。

　　"4. 我喜欢有规律的工作时间，不要在我休息的时候让我加班。

　　"5. 我尤其不喜欢大晚上工作，各官都进入一天休憩状态，我们没办法半梦半醒地工作。

　　"6. 我没有办法一边消磨肉食，一边接受主人的冷水浴，减弱我的能量。

　　"7. 我工作的时间和其他各官小主的工作时间不一样，我们不能同时工作。

　　"8. 大量的酒精刺激和不合适的喝酒时间会让我废掉的。"

6 肠道瘀堵衍生多种胃肠疾患

前几天接诊一个四岁左右的小孩，发现他肠道堵得很厉害，经常肚子疼，排便不好，经常感冒。还接诊过一个不到两岁的小孩，7~8天大便一次，每次排便因肛门痛而不愿上厕所。有这样症状的孩子不在少数，成年人我接诊碰到的更多。

人的消化能力是身体的火力决定的，火力就是阳气。这个火力就是消化力。就好比煤气灶上开火的大小，大火的火力大很容易把菜炒熟了、煮熟了，而小火只能慢炖，时间长。小孩阳气纯，但是弱，是个小火苗。

有的人从小吃饭不好、排便不好，这个火苗从小到大都很小，人也瘦。有的大人火力本来比较足，是大火，常年喝冰水，让大火变成了中火，甚至微火。

肠道瘀堵是因为消化力不足。消化力不足容易引起肠息肉、肠梗阻、阑尾炎、胃炎或萎缩性胃炎、胃溃疡、胃癌等。胃肠消化先要依靠自己火力把吃进去的食物转化成食糜，再经过多脏腑协同，化生气血。

食物≠气血。这中间缺少一个重要的能量转换过程，就是消化和吸收。

酸奶里头的乳酸菌并不能真正帮助消化，道理很简单，就是消化需要的是人体火力。

乳酸菌主要是优化奶制品口味，乳酸菌帮助消化实际上说的是消食：消食≠消化。我们经常说"吃多了消消食"，这就是消食。消化是把食物转变为气血，把精、血输布到全身，把糟粕排出体外的一整个过程。

消化功能差，直接导致胃肠病变，可以使形体或瘦削或肥胖，影响人体五脏六腑。

几年前我接诊一个切除了部分肠道的肠癌患者，阳气不足火力弱，经常小肠梗阻，完全没有消化能力，两个月以来没有吃过正餐，只能吃点米糊，绝大多数时候靠打营养液来补充能量。其实，针对这种问题，依靠中药调理来增强人体各个脏腑功能，即可以增强其胃肠道的蠕动力，加强其消化传输功能。这样，肠道动力足了，肠梗阻自然就解除了。

再来说酸奶，酸奶只是口感好，美味。酸奶里头的乳酸菌是乳制品发酵产生的，发酵的东西都有消食作用，比如酵素。但是恰巧酸奶是偏凉的，凉性的东西中医认为对消化有妨碍，比如有人吃了酸奶胃胀、拉肚子。这就是很多人不适合长期吃酸奶的原因，吃多了对身体反而不好。

中药里头神曲是有消食作用的，它就是发酵制成，我开药经常用到的"焦三仙"里头就有它：焦神曲。它的制法是以面粉或麸皮与一些绿植的自然汁混合拌匀，做成小块，保温发酵一周，长出黄菌丝时取出，切成小块，晒干即成。

孩子消化能力差，很容易造成肠道瘀堵。一个方面是体质问题，元阳不足，父母体质偏弱。第二方面呢，很多家长觉得牛奶、酸奶、水果是好东西，给孩子每天吃，以为补充了营养，实际上与预期的相反，反而成了肠道负担，是第一病源。

生冷寒凉之物吃得多不仅胃肠生病，而且男科和妇科方面都容易出问题，包括不孕不育。所以冰水、冰啤酒是阳痿的罪魁祸首。

有的成年人，我说他们肠道堵得这么厉害，容易长肠息肉，肠道容易出问题。他们问我："为什么会这样？"

第一，体质。元阳不足，火力不足，从小就消化不好，而且从来没有调理，去改善这种状态，长大了消化还是不好。

第二，饮食。有的人饮食不规律，三餐饭不规律或者饥一顿饱一顿，让胃肠受伤。有的人有饮食偏好，比如他们告诉我就是喜欢吃水果、牛奶，或者喜欢吃肉，还有的人喜欢喝冰水，吃冰东西，喜欢喝茶等等，这些都影响消化力。

要知道，身体消耗不掉的营养在体内就是毒素，身体代谢不掉的水湿在体内就是垃圾。这才是饮食上导致长胖和生病的原因。

所以我们不是吃什么都能消化，不是吃多少都能消化，这是很容易被忽略的一点。很多人觉得吃进肚子里的东西都能消化，这是错误的理解。

有的人补钙，有的人补维生素，有的人吃保健品，那么多的东西人体是消耗不掉的，也很难代谢干净，沉积在体内形成毒素，为肿瘤提供了营养环境。我们如果只管把好东西吃进去，不去管是否能吸收、是否能排掉垃圾，这样身体岂不是成了垃圾场？万物同理。

以四岁孩子肠道瘀堵来举例，当他三十岁时肠道已经堵了二十六年，四十岁时堵了三十六年。如果从未调理，隐患必然引发病变，消化系统疾病就是这样来的：痔疮、胃炎、肠梗阻、肠癌、胃癌。

还有一种情况，也是胃肠消化力不足的表现。有人会说"我的胃可好呢，喝冰水不难受，吃辣的也不难受"。是的，"吃什么都不难受"才是最大的问题。因为胃肠失去了正常的感知：对冰的感知、对疼的感知、对热辣的感知、对胀满的感知，等等。

这就是为什么很多人从来不难受，等到身体不舒服，一查，就已经是癌症晚期。因为他的感知已经退化甚至丧失。在此之前，身体肯定发出过信号，只是他本人没有接收到而已。看看身边的癌症患者，大多数都是这种情况。

7 有脑梗倾向请及时治疗

心脑血管病具有"四高一多"的特点，即高患病率、高致残率、高死亡率、高复发率和并发症多。突出的是心梗、脑梗及心脑卒。普通的心梗、脑梗还有抢救的时间，心脑卒（急性）抢救时间很短暂，致死率高。

这里要强调的是"高复发率"。脑梗不是说得过一次之后就不会再复发了，很多人会发作第二次脑梗甚至第三次脑梗。重则丧失性命，有些轻的则偏瘫半身不遂，只能卧床，要人伺候。治疗及时的有些人没有留下后遗症或者轻微的后遗症。

脑梗或者脑溢血都是属于中医中风的范畴。以突然昏仆、半身不遂、肢体麻木、舌謇不语、口舌㖞斜、偏身麻木等为主要表现。

中风发病人群越来越年轻化，主要的原因是体质上肝肾亏虚、肝郁化风、血虚风动、肝阳上亢，容易同气感召，外风引动内风，就出现了中风症状。很多年轻人是熬夜、房劳发怒、饮酒致病。

有一年夏天，一天之中我就接诊了多位面瘫的年轻人，原因就是长期熬夜导致肝肾亏虚，虚风内动，然后再吹个风或者开窗睡一觉，第二天就面瘫了。春天因为肝气上升，使得原本肝肾不足的人，变得虚火旺盛，虚风内动。所以春、夏是面瘫高发期。

中风好发于四十岁以上的人，但是现在年轻化的趋势很明显。我接诊了一个左半身偏瘫的小伙子，年仅二十六岁。来诊时坐轮椅来，举步维艰。后来经过汤药调理、心理疏导加上康复训练，行走好转，稍有迟缓不畅。

中风主要原因是体质问题，普遍是体质+诱因=发病。脑出血型中风一定有虚火夹杂痰湿上冲于脑，后因熬夜助长肾虚血躁；脑血栓型中风属于长期隐忍、压力大造成中焦郁滞、脑髓空虚，气血不上供于头部，加上饮食生冷、酒类导致痰浊内生，随气上攻脑窍。发病均是由一个外在诱因引发的。

中风复发，好发作于50～60岁人。复发，主要原因是疏于调理，身体正气原本不足，随着年龄增长，凸显体质上脏腑和气血的不足。以前中风后治疗只是进行输液、肢体物理康复，并没有中医药介入改善虚损的体质，也没有调和五脏，因此，中风后恢复了切不可以为万事大吉，中医调理方为上策。

我在摸脉的时候经常碰到脑梗脉象，作为大夫，我必须告知："您的脉象显示容易发作脑梗。"往往这时候我收到的信息就是某年"我已经得过脑梗了"，或者父母直系亲属有脑梗病史。

提前了解身体状况和隐患，才能提前预防。可是有些人的身体已经暗藏病端久矣，即便摸脉时发现有脑梗倾向，也无法短期内力挽狂澜，原因就是等到发现已经比较迟了。

但是多数情况下早一点发现，还是可以控制住，降低发病风险的。

《金匮要略·中风病》认为，中风有四个轻重深浅程度：中络、中经、中腑、中脏。风夹着痰中在人体络脉上导致四肢的麻木；中在经络上，肢体沉重偏废，不能举用。中在经络影响的是肢体；中在脏腑，是比较严重的，出现口不能说话、口吐涎沫、不能认人等情况，已经影响到了大脑。

也就是说当身体出现局部麻木、肢体沉重抬不起来、说话变得含混不清、流口水、头晕腿软、痰多、口眼㖞斜或者鼻子歪的时候就应该引起重视，及时让中医大夫调理。

我治疗的案例很多，举一个比较近期的案例。

2019年我接诊了一个六十一岁的男患者，他是八年前因走路不稳、走不动路而查出脑梗，及时治疗后恢复。找我的时候左半身臂、腿、踝、脚趾发麻，较右半身剧烈。走路腿沉软无力。说话声音含混，头脑反应慢。胸闷，心脏不适，服索尼特已四年。身倦怠睡眠差。服十付药后，推门进来笑脸盈盈、精神好转。双臂腿麻大减，双腕有时发木，剩余左脚趾麻较明显。胸闷未作，心脏不适好转，告诉我已停服索尼特三日。走路腿沉软减，腿转有力。胃未反酸。告诉我上次是儿子开车送来，这次身体好转，自己开车过来。

值得一提的是，脑梗和老年痴呆的病理机制是相同的：脑窍髓海空虚（西医认为脑供血不足）；不同的是：一个是有外在诱因，一个是机能衰退，没有外在诱因。

中医对疾病的认识是从人体气血和脏腑功能出发，所以经常听到中医大夫说"肝脾不合""肝肾亏虚"等字眼。现代医学主要是从营养学角度出发，所以经常听到"缺钾""缺钙"等字眼。

现代人普遍对西医的了解和认可高于中医，难免有些唏嘘。对于健康而言，选择合适的治疗，对身体恢复大有裨益。

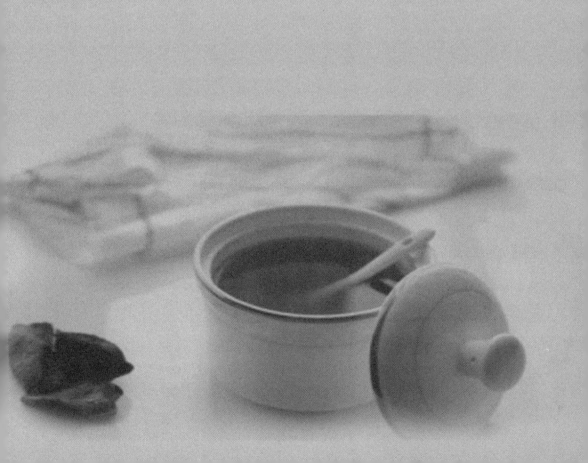

第八篇

饮食起居与运动

1 怎样穿衣才不伤害健康？

穿衣服首先是要御寒、护体，然后才是美。

天冷露着脖子，容易颈椎疼、头疼；露着肚脐或者穿短裙丝袜，露着大腿、脚踝，容易腰痛、宫寒、长肌瘤囊肿、月经不调，等等。一般中医大夫接诊都会碰到很多这样的真实例子，这并不是危言耸听。

中医大夫对女子露着腰腹、露着腿来看病，都很头疼。我记得那年有个痛经死去活来的年轻女孩，在北京户外温度才几度的时候穿着丝袜来看痛经。这样怎么能治好？就算能治好一次的痛经，也治不好一辈子的痛经。治病需要患者配合，保养靠的是患者平时的注意。

有个女生为了怀孕来调理，大冷天穿一件格子衬衣，我问她怎么不多穿一点，她说穿多了不好看。因此，我发现很多女生都不知道穿得少、受凉受寒一定会影响子宫温度，影响月经和怀孕。这是很大的一个误区，需要特意说明、强调。

为了美，很多人都在挨冻。可是现在受寒，将来是要为此买单的，这是很不划算的。穿着正常也可以很美，还能保护身体，又何乐而不为呢？

我记得一个女子过来调理，就是特别怕风怕冷那种，膝盖小腿不能受凉，不能吹空调，否则就特别酸困，平时稍微不注意，一受凉就觉得从内往外冒凉气。她说就是以前不注意，冬天只穿一条裤子冻的，现在再也不敢这么穿了。

女人如花，花需要的是温度，为什么叫"温室的花朵"，而不是"寒冬花朵"？天太冷不长植物，人太寒多有病痛。

养过花花草草的人知道，受凉花朵凋败就要早，绿植在户外受冻茎叶就发灰，不容易存活。同样的道理，人受寒，未待人老已是病容。

历代服装多为高领、束腰带、长袍长裙，宽松得体。现代着装的出发点完全是以漂亮、时尚、性感为第一，着装方式是否伤害身体、导致疾病，是鲜为人所注意的。

先看看传统服装保护的地方：

1. 高领保护颈椎

风邪最容易侵犯头颈部，寒气最容易伤阳。颈部是阳位，是阳气汇聚之地。颈部的大椎穴是督脉中连接着人体背部脊椎和头部的关隘。督脉通于脑，督脉空虚则不能上荣于脑；而且六条阳经都与督脉交汇于大椎，称为"阳脉之海"。

实际上颈椎受风受寒不只是会落枕、疼痛，而且影响四肢协调及大脑思维。再看看现代的衣服，低领低胸，自然没有什么防护，再感受夏日的冷气、邪气之所凑，其气必虚啊。

2. 腰部束带保护命门

中国人都知道肾的重要性。古代服装都有束腰，束腰有什么用？主要是保护腰肾。对于干体力活的人和练武的人，扎上腰带，可以起到固元的作用，同时防止腰部受伤。扎腰带或皮带则是为了固本培元，使中丹田之气在中焦聚集而不下漏。

再看看露出小蛮腰的露脐装，很容易导致月经不调和痛经，还会腰痛，影响生育。

3. 长裙长裤保护小腿

自古有谚语"人从脚下寒"。人老先老腿，人寒先寒脚。腿脚保暖不仅保健康，而且抗衰老。

我在欧洲看到许多一年四季穿裙子的老太太，她们的腿脚长期暴露于寒凉之中，不仅使得气血经脉闭阻，造成腿粗、静脉曲张，还因小腿长期受寒而老得快。因此欧洲老太太们脸上的皱纹和脚踝一样都显老。因为肾经太溪穴、肝脾肾的三阴交穴、胃经的解溪穴等都在足踝附近，肝脾肾三经受寒对女子经、带、胎、产都有影响。寒邪入侵，会影响气血运行，所以人显老，皱纹多。跑步的时候脸蛋红扑扑的，那是气血运行畅快的表现，长期气血运行不畅快就会长皱纹。

冬天穿丝袜或者天冷露脚踝，是拿健康做代价。电视曾报道过炎热夏季一盆凉水浇在脚上猝死的例子，就足以说明腿脚受寒的重大危害。

4. 中国传统服装都比较宽大

穿起来宽松舒适，对身体的约束和对肝气的束缚少。现代衣服紧身衣裤，让人的心情、性格都比较压抑，再加上工作、生存压力，压抑感更强。

紧身衣裤对生殖部位影响较大，造成男女生殖部位的潮热和束缚，都会影响生育。胸衣对女子乳房约束很大，不容易散热透气。我记得看过一个小故事：有个时髦女生呼吸透不过气，去找老中医调理，老中医摸脉后扶了扶眼镜，说："你内衣太紧了，换个宽松的吧。"

另外，衣服把人包裹比较严实，虽显得保守，但得体庄重。而有些现代服装开放暴露、大胆奔放，容易让人产生邪念，也就是诱惑别人干坏事。《周易》中"冶容诲淫"这个词就是说女子装束妖冶容易遭受侵犯。

简而言之，平时衣装能够注意保护各个重要部位，将来病痛就会少一些。我们要有放眼将来的目光，把生命的时间看得更远一点，看到自己五六十岁，六七十岁，而不只是当下、当年。一辈子不得病才是健康的。

2 牛奶阴寒生湿，不可久服过服

人们对牛奶的认知一般就是这样几个词汇：有营养、补钙、蛋白高、好喝。在这个孩子把牛奶当水喝的年代，很容易见到一些体重超标的胖小孩、一些十岁不到就开始胸部发育的小女孩和一些长满痘痘的男孩、女孩，甚至成年人。

什么是牛奶？

牛奶是母牛的乳汁，牛奶味甘，性微寒。《本草经疏》："牛乳乃牛之血液所化。"

牛奶富含乳蛋白，是有营养，但是这个年代，鸡、鱼、肉、鸭、蛋、海鲜供应丰富，很少有人缺蛋白。而中医认为牛奶是血液所化，是阴寒的东西，凡是阴寒之物皆损伤人的阳气。

很多脾肾阳虚的人或者肠道寒湿重的人，喝了牛奶就容易拉肚子，西医称之为：乳糖不耐受。其实就是因为其寒性损伤脾胃所致。

人也是哺乳动物，我们都知道妈妈在哺乳期，会有一段时间不来月经，因为乳汁是血所化，人体不能同时上面供血、下面流血，所以身体会自动屏蔽掉月经。对于身体气血尚足的，哺乳两个月后就来月经，而且经量正常。对于气血亏虚的人，要么月经量特别少，要么半年甚至一年以上才来月经。

试想，如果让一位妈妈哺乳一辈子会是怎样的结果？她自己可能会贫血、缺钙，或者早早就像一个老太太了，身体一定是亏虚和早衰的。我想一辈子哺乳的奶牛也是如此吧，因为对牛奶的需求量大，它被迫超负荷产奶，奶牛自己都已经缺钙了，人类还幻想着用它可怜的身体里流出的奶汁来补钙。

牛奶本佳品，但已时过境迁

在物质匮乏的年代，牛奶确实是滋补佳品。《本草经疏》称之为："甘寒能养血脉，滋润五脏，故主补虚羸止渴。"一碗牛奶能救一个垂危之人性命，抵得上人参的作用。

但是现在绝非那个物质匮乏、温饱不足的时代。"滋补佳品"如果是给山区缺衣少食的人们，那确实派得上用场。而"滋补佳品"再给城市里鸡、鱼、肉、鸭、山珍海味喂养大的人们天天喝，往往意味着高蛋白代谢不掉，反变成毒素。

其实，当下这个高蛋白超量摄取的时代，最不适合的就是"补"钙、补蛋白。化州治疗癌症很有名的董老师一再强调肿瘤体质的人或者癌症患者，要严格控制蛋白的摄入。我记得董老师书中提到一个以前很爱吃虾的癌症患者，在癌症治愈后，每逢就餐，绝不多吃，只吃一个虾。这就说明蛋白的摄入一定不能过多，否则身体不容易代谢掉，反而给肿瘤环境添柴加油。

各种肿瘤适宜的高热高湿环境，"补"一分，堵一分。

牛奶阴寒容易滋生痰湿

痰湿是所有疾病的病理产物之一。换句话说，增加身体痰湿就是为一切疾病埋下了祸根。而牛奶，是生痰湿的。

很多爱喝牛奶的人，要不是偏胖，就是脸上后背长痘痘，又或者白带偏多、大腿粗等，这些都是痰湿的表现。把牛奶当水喝的人一般都体型比较胖，还不好减下重量。

现代人的饮食，是把各种美味、各种有营养的东西都吃进去。但是吃进去对身体是否无益反而有害，就很少有人思考。

如果人体已经是痰湿瘀的垃圾场，再往这个垃圾场增加生痰之物、生湿之物、生瘀之物的话，无疑垃圾更难运化，越积越多，最后导致疾病的爆发。

为什么很多得癌症的患者甚至晚期癌症患者，都是平时自认为体质好的，从来不进医院的一群人呢？痰湿瘀会阻碍经络，影响身体的敏感度，让人变得感知迟缓，因此得癌症之前他们感受不到身体不适。

牛奶，对于各种肿瘤、癌症、西医指标尿酸高、HPV阳性、各种心脏病、痰湿重的哮喘、胃胀反酸、腹泻的人，以及爱长痘的人、身体有脂肪粒的人，都会加重痰湿，恶化病情。因此牛奶不适合久服、多服。

此牛奶非彼牛奶

可以说我们现在吃的大部分食物，并没有很好遵循自然生长、成熟的规律和时间，都人为地进行了很多改变：催生、催熟、使用添加剂等来满足庞大的数额需求和口感需求。没有遵循自然，所以并不健康。自然的，才是健康的。

喝奶是幼小的哺乳动物的身体需要，长大一点就要添加辅食，再大一点就断奶换成主食。记得有人说过：长大成年还没断奶的，也只有人类了。

牛奶禁忌

"脾胃虚寒作泻、中有冷痰积饮者慎服。"就是说容易拉肚子的人、爱吐痰的人、脾胃不好的人、阳虚的人，包括已经血脂高的人、血管硬化的人，出现斑块、动脉堵塞的人，还有有肿瘤或癌症的人，一定要慎重，不可天天喝牛奶。

大家可以拿牛奶去泡澡，但千万不要每天把它当水喝。喝进去不好消化，导致体内痰湿滋生。因此，美国人、欧洲人有肥胖症、高血脂、糖尿病的人很多。

理想喝牛奶的方法

1. 偶尔喝、少喝。

2. 牛奶与姜、肉桂、胡椒等温热性的调料一起煮开，能化解牛奶的阴寒。比如有些牛奶小吃，炸奶酥、姜撞奶等，都是用热去调剂牛奶寒性的烹饪食物。

牛奶虽美味，请量力而行。

3 水果是否可以美容减肥？

有的姑娘来看诊时，身体虚胖，喝水都长肉，想减肥，不吃主食，大量吃水果。我摸着她的胳膊，一点温度都没有，冰凉的。一眼看去脸面有点浮肿。我告诉她，这种虚胖，减肥很难瘦下来，整个人是膀肿的。

有的人来看诊时，漂亮的脸上很多青春痘或色斑，反复长，她说很想快速地把它们弄掉，还回光洁的皮肤。我告诉她，红色的痘痘有热，这些和皮肤颜色差不多的痘痘都是痰浊，尤其是白脓点，是湿。

有的人看诊的时候，烦躁、睡不好觉、痛经、手脚冰凉。我告诉她：月经量少，肝肾亏虚，会让人提前衰老。

每一次看诊，我都要叮咛嘱咐：忌食生冷寒凉、牛奶酸奶，少吃水果。她们惊讶地瞪大了眼睛说："水果都要少吃？"还要问"为什么不要喝牛奶"，好像难以置信。作为中医大夫的交代，那都是苦口婆心，为患者好。

这些水果、酸奶都是她们的最爱，不忍放下。

实际上，很多人不知道吃太多生冷寒凉的东西对身体影响很大，她们不了解自己身体状况如何，似乎没有疼痛就是没病。

但作为大夫，我有责任嘱咐她们，基于目前的身体状况，再继续吃下去只能问题越来越严重。能坚持十天，受益十天，能坚持一辈子，终身受益。

请每天看看自己的舌头：厚腻的舌苔，胖大的舌头，凹凸不平的舌面，湿滑快要滴下水的舌头，红赤的舌尖。这哪一样都说明身体气血的运行出现了阻滞，只是部位不同，阻滞的产物不同，有血热、有湿、有痰，有瘀，血水不利，或者兼而有之。

患者问我：这个不严重吧？

这个问题确实不好回答，说不严重，患者觉得没事，说严重，患者提心吊胆。

最经典的回答，是借鉴一下《琅琊榜》里的蔺晨的话。当天，身体虚弱的梅长苏冒着风雪在户外等靖王，站了好几个时辰，回来病倒了。蔺晨诊脉一看情况不妙。梅长苏见他表情凝重，便问："我的情况严重吗？"蔺晨气恨无奈之中回答："难道马上死才算严重吗？"

是的，难道马上死掉才算严重吗？很多人都觉得不致命都不严重。可是疾病都是一点点累积的，每一次的熬夜、喝冰水、吃太多水果、喝太多牛奶都积累病邪的量。虽然不至于立即致命，但积累到一定的程度终究会爆发。爆发的时间和严重的程度就要看福报的多少了。即便是猝死，之前身体一定发出过讯号，只是被忽略了。

从中医角度看，水果只能适量少吃，而且在有饥饿感的时候或口渴的时候吃是比较合适的。大量进食水果，把水果当饭吃是不可取的，不仅不能减肥，还容易因水湿而长胖、浮肿、宫寒，甚至得妇科肿瘤。

水果不管性寒还是性温，都是生冷的范畴，大量吃进去要消耗身体的脾胃阳气去消化吸收，而且现在有大量反季节水果和本身没有成熟的水果。

人类茹毛饮血的时代吃的就是生东西，发展到吃熟食后寿命延长了，健康大大增强了。生东西是损伤脾胃的，不可多食；更不用说冰箱里的低温食物，甚至冰东西了。

生冷寒凉损伤脾胃，一次一次、一层一层叠加深入脏腑。脾胃失去正常运化功能后，身体容易产生湿气，湿聚集在一起成水饮，湿被体内热气炼化成为痰浊，这些湿、痰、饮随着体内的气的运行被带到全身各个部位，皮下、肌肉、四肢、骨骼等等，有表里深浅不一，有部位不同，所以不是简单出出汗、喝喝红豆薏米粥就可以化掉。最好的办法，就是嘴巴不贪吃生冷寒凉。

夏天吃寒凉的多，就容易拉肚子、腹泻、胃痛，甚至更严重的得溃疡性结肠炎。这些就是损伤了脾胃。有些长期喝冰水的人甚至感知力变得迟钝，没有任何胃的不适症状。

对于自小脾胃就虚弱的，那更是需要自我保护，忌食生冷。看看眼袋大不大，眼睛下青不青，鼻子上青不青，嘴唇周围甚至脸色青不青；是不是有层黑气；指甲壳是不是发白；指甲根是不是暗紫等。

吃生冷寒凉之物，吃到痛经、不孕、滑胎，长子宫肌瘤、囊肿，甚至得癌症的大有人在。关于这些的文章我也写了好几次，希望大家能够重视。

苦口婆心的劝告送给有缘的人。不能等到得病了才后悔。如果每个患者都有日常养护知识，大夫每天就不用劝诫这么多，疾病也应该显著减少了吧。

这篇文章不是只给女性朋友看的，男性吃生冷寒凉，受伤的不只是胃肠，还会出现前列腺精子问题、心脏问题、阳痿等大问题。

4 多喝水，好？还是不好？

经常听到关心地嘱咐：你多喝水啊。

尿酸高也让多喝水，嗓子疼也让多喝水，肾结石也让多喝水，仿佛喝水成了治病的万能法宝。过去我们也常看到喝"八杯水"的言论，好像水喝多了才能满足身体需求。

但是从中医角度来说，多喝水是好还是不好？

答案肯定是不好。因为人体需要的一切都是一定量的，超过这个定量，都是祸害。

比如一顿饭最多能吃两碗，非要吃三碗，肯定会撑胀难受，这个超过的量也是祸害。浇花时候，水多了花根就泡烂了，这个超过的量就是祸害。自然界也一样，水多了，引发洪涝灾害；水少了，引发旱灾。因此，"一定量"就是刚刚好。

人体对任何食物、水、营养的需求都是有一定量的，当然包括蛋白质、脂肪、钙、维生素等。任何物质，人体都只需要一定的量，就能恰到好处。再多，就是给身体"添堵"了。

人体与地球表面一样，约70%都是水（包括血液、体液）。喝水太多，并不能将水转换成身体需要的水，即体液和血液。

水≠血。血脂高，多喝水也不可能稀释血液，因为水不能直接进入血液。如果可以的话就不需要输血，直接输水就好了。肾结石，多喝水也不可能把肾里头的结石冲下来，是同样的道理。

水和饮食物要经过身体五脏六腑复杂的协同作用才能转化成血和津液。

要知道，人体阳气很重要，要顾护人体阳气。

记住中医一句话："得阳气则生，得阳气则寿。"所以我们要爱护自己的阳气，使寿命更长、更健康。为什么中医总是要求忌食生冷？就是为了保护阳气。

水是什么？水是阴，冰是至阴。两者同一属性不同形态，一个液态、一个固态。冰要有温度才能融化成水。水需要有阳气蒸腾，才能变成蒸汽。在人体，水液由阳气蒸腾，变成雾露状的津液，才能濡养五脏四肢百骸。

举个例子：烧开水，一定要有火，才能把水烧开，也才能把水变成蒸汽。火太小，烧不开水；火太大，则把水烧干了。

为什么现在的人体内湿气重？一则体外体内阴寒之物伤了阳气，二则体内阳气不足，不能化掉体内水湿。什么腿肿、脸肿、腿粗、体胖、积液等都是水湿。

再举一个例子，大家都知道，睡觉前喝多了水，第二天容易眼睑浮肿。为什么白天喝水不浮肿，而晚上却浮肿？第一，晚上人体五脏及气血运行较白天缓慢；第二，晚上属于阴，白天属阳，晚上的温度都低于白天。

水不直接等于体内津液

口渴，是人体津液不足的表现。正常情况，不会总是口渴。有些酷爱喝茶的人，反而因为喝茶水太多会经常口干。道家修炼的人，口中津液自生，不需要喝水。

经常口渴的人，有一种是上焦有浮火，也就是我们常说的"火气大"的人。火在上，不能下降，反而在上烧灼津液，所以就口干。

还有一种是胃中有"饮"，这种人喝水不解渴，常常都是喜茶之人，越喝越渴。体内水液完全不能气化蒸腾（变成水蒸气被人体吸收），停留在中焦，上面的浮热降不下来，总是觉得口渴。

因此，中医有四个字："渴而后饮"，也就是说渴了再微微饮水。而不是一般宣传的"每天八杯水"，或者"口渴了再喝水，体内就缺水了"。

水喝太多易生病邪

水喝太多，不能全部被蒸腾气化（变成雾露状水蒸气），就会潴留体内，形成湿、痰等病理产物。

另外，胃中水多，会胃胀、反酸、心慌。肾中水多，会肾积水、腰沉痛、腿肿。肺中水多，会咳喘、咳痰。肝中水多，会有男科、妇科病，肝病。诸如此类。

简而言之：

水是阴，生冷瓜果是阴，寒冷的空调是阴，等等。阴寒过量则伤害人体之阳。阳气强则身体棒，寿命长。如果人体阳气微弱，就好像风中的小火苗，是很容易被吹灭的。

5 房事过度、手淫、熬夜等均极大损伤肾精

熬夜、房事过度及手淫都会极度耗伤肾精。肾精充足说明人之根本健壮，犹如大树之根。古树的根系深深扎入泥土，百年不倒，枝繁叶茂。小树根系浅，风吹易倒，容易连根拔起。

肾精亏损，一种造成虚火上炎，水火不能交通，性急易怒，发脾气，上实下虚，将来容易引发脑溢血。不发病则已，发病则有猝亡风险。经常报道年轻人加班熬夜突发猝死大概就是这种情况。一种造成真精不足，不能上供于脑，由于髓海空虚，脑子反应变慢，记忆力差，甚至迟钝，将来有小脑萎缩倾向。这个不至于猝死，但人糊涂，容易老年痴呆。

肾精损伤，往往因为肝肾同源的关系，肾损及肝，肝损及肾：

1. 头发稀疏、提前变白

表明肝肾亏虚。中医认为"肾之华在发"，肾的精华都表现在头发上。肾精充足的人，才能肝血充盈，头发通常比较茂密而且有光泽。

2. 两眼昏暗无神

中医认为"肝开窍于目"，肝肾同源，肾气不足，肾水便不能滋养肝木，两眼便无神。肾气充足的人，眼睛清澈明亮，奕奕有神。

经常手淫的人，无神的眼睛往往出现一种飘忽不定的闪烁。

3. 耳鸣、耳聋

中医认为"肾开窍于耳"，肾精亏虚容易导致耳鸣耳聋，尤其是耳鸣声音像蝉鸣是比较典型的肾虚，像风声则除了肾虚还挟痰浊。

肾精不足，往往就容易出现听力下降。现在很多年轻人听力都开始下降，这是肾精不足的一个重要表现。

4. 牙齿松动、稀疏暗黄，齿龈渗血

"肾主骨，齿为骨之余"。肾气足的人牙齿坚硬晶莹而密实，肾气虚的人牙齿容易松动、脱落。阴虚火旺的人牙龈容易渗血。

5. 面色晦暗发黑，没有光泽

肾阳亏虚，肾水不足，都会心肾不交。痰湿夹杂虚火上泛于面，面部色泽比较晦暗，显得人很丧。人丧则运势不佳、诸事不如意。

还有人经常头晕、记忆力差、脑子发懵，或者运算能力、理解能力下降。"肾主骨生髓，脑为髓之海"，手淫或房劳所伤的人脑力一般不足，比较迟钝甚至健忘。相反，肾气充足，记忆力、思维能力就好，学习工作效率就会高。

6 生姜在中医里的妙用和误解

作为中医大夫，我少不了会用到生姜这种药食同源的中药。

提到姜，有人就会想到"早吃姜赛参汤，晚吃姜赛砒霜"这样的谚语，继而会觉得晚上吃姜，对身体有害。

生姜是一味妙药，不仅温中散寒、祛湿化饮，还能调动中焦之气，达到醒脾的功效。除此之外，生姜还有解表止呕之功，对感冒或者胃寒实有裨益，因而生姜被广泛使用和食用。

那么，又为何说"晚吃姜赛砒霜"呢？

这句谚语背后实有深意。传统文化自古强调"人与自然顺应"。

《黄帝内经》提出的三大自然养生法则之一："智者之养生，必顺四时而适寒暑……"这里重要的字眼是**"顺四时，适寒暑"**。

这到底说的什么意思？

简单地说，一个有智慧的人，他的养生方式一定是跟随昼夜作息，根据四季的温度变化而变化。昼动，夜静；暖减衣，寒增衣；春夏养阳，秋冬养阴。这才叫顺四时适寒暑。如果昼伏夜出，白天睡觉，晚上玩耍或者上班，这叫不顺应天时；冬天本来应该闭藏，保留自己的阳气在体内不外散，如果运动或汗蒸反而使得自己大汗、阳气外泄；又或者夏天本应该毛孔自开，让体内之热和多余水分外散，反而呆在空调房内使自己不出汗。这都叫不顺应寒暑，都不是养生，而是害生。

晚上属阴，要静。晚上就要让白天全身沸腾的气血、思虑等回归平静，好好休息才能养神；白天属阳，学习工作、运动思虑都会调动阳气，因此把耗费精力的事情都应在白天干完，晚上休息。

因此谚语"晚吃姜赛砒霜"只是借喻。即借用生姜作为一种比喻来告诉人们晚上不可以调动人的阳气，否则与自然悖逆，不利于健康，即便是像食用生姜这种微微调动人之阳气的行为都是不利于养生的。

换句话说，熬夜、晚上运动、晚上唱歌跳舞等一切活动，都是"赛砒霜"的行为。

可是现代生活很忙碌，白天都要上班。很多人是白天没有时间，不得已压榨自己睡眠时间，在晚上锻炼、泡吧、跳舞、玩手机、追电视剧。如果白天实在忙碌，晚上锻炼、跳舞也必须在戌时之前，否则真的是赛砒霜。

有人说，敷着最贵的面膜，熬着最深的夜。攒着一辈子辛苦钱，只是为了等着哪天去救命。其实不用这么悲苦，顺应自然而生，就能省掉大笔金钱。

早起后锻炼，才是正确的养生之道。锻炼的根本目的就是调动阳气，使得一天活力充沛，精神抖擞，更有精气神去工作学习。

有的人一年花几万块钱健身，可是却没有顺应自然，晚上健完身后很兴奋，完全没有睡意，熬到很晚才能睡着觉，第二天早上起不来。一日之计在于晨，黑白颠倒是养生大忌。

养生有多简单?

跟着太阳走就好,白天有白天的动,晚上有晚上的静,黑白不颠倒就好。

健康有多值钱?

生命仅此一次,千金不换。

7 酒有药用，小酌怡养，大饮伤身

酒字，是三点水加一个"酉"。这个酉和酒有什么关系呢？

古代酿酒是用粮食，当时的主要粮食作物是"黍"。而"酉"在中国文化中指的是时、空，包括时辰（下午5~7点）、月份（农历八月）、季节（秋季）和方位（正西）。酉代表的秋季，是收获粮食的季节、丰收的季节。

书中有曰："酉，秀也。秀者，物皆成也。八月黍成。可为酎酒。此举一物以言酒。"这句话的意思是：八月秋季，以黍为代表的农作物生长繁茂可以有一个好收成，也意味着有了酿酒的原材料，可以酿酒了。所以，黍就代表着酒，代表着酉。

通过酒曲发酵，使得粮食中生出甜糯的汁液，这就是黍能生水而化酒的过程。从阴阳角度说，通过发酵，食物属性发生了阳化，发酵的酒性属阳。

中国传统酒都是用酒曲发酵粮食和花果而来。简单地说，酒都是发酵而成的。发酵和蒸馏使酒性转阳，酒的度数变高。

阳的属性是发散、上升、宣通，以动为主，所以《本草新编》中，对酒的解释是：

"酒，味苦、甘、辛，气大热，有毒。无经不达，能引经药，势尤捷速，通行一身之表，高中下皆可至也。少饮有节，养脾扶肝，驻颜色，荣肌肤，通血脉。"

也就是说，适量、有节制地饮酒有益身体健康，可以升提阳气、加速血液流通，疏肝解郁，让人面色红润、皮肤润泽。

过度饮酒或者酗酒反而适得其反，对身体有害。为什么喝多了会让人冲动或者失去理智，甚至脑溢血？是因为气血随着酒气变得血脉偾张所致。

因此，合适地饮酒、适量地饮酒，是对身体有益的。

适合饮酒的人群和时节

• 经常胸闷气短的人，可以少量适当饮酒，四季均可；

• 感冒后，葱姜加酒煮水；

• 肩膀后背颈椎酸痛的人，可以少量饮酒，四季均可，或用酒搓揉酸痛的肌肉；

• 女子痛经或血行不畅，可以经期少量饮酒：黄酒、米酒、红酒；

• 记忆力下降或老年痴呆，可以少量适当饮酒；

• 口唇紫绀的人，可以少量适当饮酒，冬季尤宜；

• 四肢发麻的人，可以少量适当饮酒，冬季尤宜；

• 手脚冰冷的人，可以少量适当饮酒，冬季尤宜。

这里说的少量、适当，是就酒量和频率而言。因人而异，但总体来说比较少和小为宜。比如一个星期喝两三次，每次二两以内，或者女子经期每天少量饮酒，以舒适为宜。

错误的饮酒方式

● 不宜空腹、快速喝酒，要吃点菜或主食，小酌慢饮，否则容易损伤胃肠。

● 不宜喝冰镇的酒。饮酒的目的是为了借助酒的阳性养生，而不是用冰冷损伤阳气而伤身。

● 不宜酒里兑碳酸饮料。碳酸饮料在胃里放出的二氧化碳气体，会迫使酒精很快进入小肠。而小肠吸收酒精的速度，比胃要快得多，伤害更快更大。酒精在碳酸的作用下，也比较容易通过血脑屏障进入脑内，造成伤害。

● 喝酒的速度宜慢不宜快，饮酒快，则血液中乙醇浓度升高得也快，很快就会出现醉酒状态，肝脏代谢不及时，就容易造成头痛、胃不适等。

不适合长期饮酒、慎重饮高度酒的人群

● 高血压人群；

● 脑梗、脑溢血人群；

● 容易发怒的人群；

● 体湿太重的人群，比如男子阴囊潮湿，女子白带稀或偏多；

● 肺部疾病发作期人群；

● 肠道疾病发作期人群（包括痔疮）；

● 皮肤湿疹或瘙痒发作期人群；

● 熬夜人群。

小酌怡养，大饮伤身。

8 中医原理：微汗养生，大汗伤身

所有的养生行为是否真的养生？这取决于一个度，"刚刚好"的度。

很多人认为自己虚胖、湿气重，就去汗蒸或者过量运动，在超负荷运动过程中大汗淋漓，这样被迫出大汗，是伤身体的。不仅不能起到养生的作用，反而伤身。

比如说泡脚，泡到身上发热、微微出汗，这个符合养生的"度"。如果泡脚泡到大汗淋漓，这就超过了"度"，不养反害。

更甚至，有的人泡脚大汗淋漓，赶紧跑到电风扇前面吹风，这更加有害健康。泡脚身上血液循环加速、毛孔张开，进行内外交换的时候吹风，风邪很容易乘虚而入，导致感冒或者留下风痒之症隐患。

与上同理的，还有泡温泉、汗蒸、桑拿、过度跑步、健身等等强迫身体出大汗的行为。大汗伤血、伤阳气。有的人在夏天太阳下干活，出汗太多，中暑晕倒，这是汗出太多伤了津液、耗了气导致的。还有的人发病一阵急汗就昏倒休克了，也是这个道理。

有些微胖界的人本身就是气虚加水肿型或者气虚加痰湿体质，以为汗蒸把自己身体里多余的水分蒸出来，然后就可以变瘦。事实并非如此，有的人蒸完后发虚，浑身无力，甚至虚脱，对健康损伤很大不说，真正能瘦下来的很少。瘦下来靠的是微汗，而不是大汗。过量运动或出汗，反而瘦不下来。

运动量的最佳分寸是把握以下两点：一，出汗不是太多；二，运动完了没有疲劳感，反而很精神。如果运动完了很累、不想动，那就是运动时间太长，过量了，已经对身体造成了伤害。

要知道中医认为，汗出于营血。简单地说，汗是从血里出来的，出大量的汗就会伤血。按现代医学来说就是，出汗太多使血液浓度增加，载氧量减少。所以中医经典里从来都把握一个"微汗出"，就是说微微出一点汗对人体是有利的，既开毛窍宣通内外，又使体内湿浊通过毛孔而出。

有人说大汗后喝水，就能补回来。错！水要经过脏腑转化，很少一部分经过复杂原理化成血。简单的道理，如果喝水真的能补血，那白血病患者喝水就能治病了。

泡温泉、泡澡泡脚冬天不能超过半小时，夏天不超过十分钟，不再一一罗列。把握住一点：微微汗出，就是养生真言。切忌大汗淋漓，大汗就是损伤。

过量运动也是损伤身体的，很多肌肉健硕的人，体格很好，但是体质并不好，甚至有人在运动中猝发心脏病。另外，中医认为血载气，气行血，大汗亡阳。因此，长期大汗的结果是阴阳、气血两伤。

9 夜要静卧，晚上锻炼加速损伤

白天属阳，晚上属阴。大自然都要从喧闹的白天步入安静的夜晚休息，大多数有生命的动物也知道晚上要藏起来休息。

因此晚上运动违反自然赋予人类调养生息的规律，不仅得不到锻炼效果，还会伤身体。如今，不仅有很多年轻人下班后晚上到健身房去锻炼，老人们也不甘落后。

晚上锻炼是坏习惯

在一些大城市，晚上下班后是健身房里最热火朝天的时段。生命在于运动，可白天哪有时间啊。因此晚上去运动的人，都会睡得很晚。因为运动升发了本该宁静的阳气，所以睡不着。

有一次我接诊一个陕西患者，他说退休后每晚都到球场去跑步、跳舞，两年下来，身体不但没有强壮，反而失眠头晕，血压也偏高。他很疑惑，不知道是什么原因。

当我给他解释了为什么身体反而更差的原因后，他恍然大悟，晚上锻炼不仅不容易睡着觉，而且还伤身体。中国人讲"效法自然"。自然界天黑了鸟儿要归巢，因此人也要回家休息。

提示：

晚上运动，调动了体内本来应该潜藏的阳气，因此，是伤阴的，导致虚火浮越不得下降。容易得病。

几千年前的《黄帝内经》就讲过了，主张晚上不运动，不扰动筋骨，不汗出伤阳。晚上百鸟归巢，精气神内敛，阳气收藏，毛孔内闭，这时再拉筋练骨、跑步跳舞，就会筋肉充血，脏腑亏虚，人就会越来越没劲，这就是违背自然之道带来的伤害。

早起锻炼

《黄帝内经》不仅主张晚上少锻炼，还主张早起锻炼要"必待日光"。常言道："日出而作，日落而息。"随着太阳的升降，身体的阳气也在升降。有些老人家晨练太极，常常在早上五六点，天尚未见亮，他们就在瑟瑟凉风中开练，这也不合适。

提示：

锻炼要讲时间！尤其是秋、冬两季，不是说起得越早对身体越好。如果太阳都还没出来，在凉风中打太极，极易感受寒邪，那不是锻炼身体，反而会给自己招来了病痛。

晚上最好不练，早上锻炼要等太阳升起，还要注意避开大风大雨，大寒大暑。

其实，所有运动基于两个主要原则：

第一，见到太阳再运动。阴天、雨天、雾天、晚上均不适合运动锻炼。用现代的话说，吸入的空气不利于运动的肺。

第二，运动以微微出汗为度。如果运动出一身大汗，则要在衣服贴肉处，塞入一块干毛巾或者汗巾，等出完汗后拉出来，保证衣服的干爽，避免寒湿的衣服贴在皮肤上受凉。

10 经常晒晒背，健康不倒退

经常有人问我吃什么、补什么，我说少吃不该吃的就是补，让身体阳气流动就是补：晒太阳、艾灸都是补。

冬天晒太阳怕有风，夏天晒太阳又怕热得受不了。仲春和孟秋两季，太阳不烈，而是比较柔和，照在身上暖洋洋的，正适合坐在太阳下，懒洋洋晒个背了。

我一直建议大家晒背。背部是人体阳气汇集之处，不管是虚火上冲的，还是阳气升不上来的，后背怕凉的居多，后背疼的也不少。尤其是年纪大一些，肩膀和后背怕凉，多穿一个坎肩恰恰好、否则背部都会不舒服。而且很多人颈部大椎（高骨处）地方，用手掌摸一下是凉的。再用手掌往下摸一下两个肩胛骨中间偏上的部位，很多人也是凉的。

老外虽然不懂什么中医道理，但他们很喜欢日光浴、在海滩晒背、晒全身。后背督脉为阳脉之海，总统六条阳经，上交大椎，下交肾脉通生殖系统。

在天还很热的时候，有一个患者说："我听您的了，在太阳下晒了半小时，可舒服了，可是怎么越晒越觉得冷呢？头面出着汗，还觉得里头往外头拔凉的。"是啊，如果不是亲身去做，怎么能感受到寒气外排？如果待在空调房，用寒气来闭塞毛孔，将寒热稽留在体内，不给寒邪邪气外散的机会，就是中医说的"闭门留寇"。

打一个比方，有贼人进到家去偷窃，肯定是让他偷完赶紧走，不要伤害到家人，损失一点钱财就算了。肯定不会选择去惊动他，或者把他关在屋子里与自己搏斗到两败俱伤。

身体的邪气是一样的道理，给邪气外达的通道和机会，不要让它稽留体内。后背晒太阳是祛除体内寒湿的一个简易可行的方法。

很多人说我体内的湿气怎么那么重，去不干净？因为每天饮食都会产生新的寒湿或痰湿：冰水、水果、肉类、牛奶等。寒凉生冷损伤阳气，所以湿气才不容易化掉。红豆薏米也没有多大的作用，不过作为谷物，吃吃也无妨。

水肿型（痰湿体质）偏胖的人，要让自己体内的阳气流动起来，保护好阳气，远离生冷，有规律地做一些艾灸保养，自己做或请专业人士做都可以，然后在这难能可贵的孟秋和仲春晒晒太阳吧！

11 辟谷要慎重，这几类人群不适合辟谷

最近几年辟谷盛行，很多人认为这是养生方法之一。实际上，辟谷真的是美容、减肥、延缓衰老的养生方法吗？

前几天Sami告诉我她的一个朋友辟谷了七日，现在是第九天，在恢复期，浑身无力，特别虚弱，躺在床上起不来，大便不通，还引发了痛风，痛到难以忍受。然后求助于我。

我说，当务之急先保命救胃气，第一喝粥油、第二人参煮水服用。

粥油：是大米或者小米小火慢炖，熬好后，浮于上层的一层黏稠润滑、形如膏油的物质，中医叫作"米油"，俗称粥油。非常养胃，而且补精益气，适合脾胃虚弱或者生病之人。

人参：这一味药称为独参汤，能够大补元气、复脉固脱、补脾益肺。

中医常说脾胃是后天之本。人活着离不开水谷，健康离不开养护自己的胃气。经常看到报道有人在辟谷期间昏迷或者晕倒，有的引起胃肠道粘连，甚至失去生命。

《难经》第四十三难曰："人不饮食，七日而死者，何也？"

是因为人的胃能装食物两斗，水一斗五升，共计三斗五升，除去人每天去厕所大小便约五升，能存活维持七天。因此平常人不饮食七日而死者，水谷津液俱尽。

离开水谷七日，胃气不绝也是大伤，对人体有百害无一益。

当下辟谷成了很多人选择的养生方法，但是如果养生方法不适合自己，甚至危害自己的健康，只能是害生。可以选择轻断食，不可以完全断食。

服气饵和服药饵都是辟谷方法之一。古代道家修炼之人选择在山中修行，因食物不足或者携带不便，便制作一些丹药，可以使自己在没有食物的情况下，维持生命机体运行，称为服食药饵。辟谷便由此而来。

丹药需要用修行人的功力方能化开，没有功力，丹药也发挥不了作用。任何事情不能简单看到一面，而忽略另外一面。

人得胃气而生，无胃气者死。**无论治病还是养生，都离不开胃气的养护。胃气，通俗地说就是"饥饿感"。有饥饿感才有消化功能，有消化功能，才能把饮食物化生气血。这才是人的生存根本。现代很多人很少或者从来没有饥饿感，胃肠运化功能很差，身体瘀堵严重。**引起诸多疾病。比如心脏病、胃病、阑尾炎、肠梗阻、痔疮、肠癌等。

如果破坏人的生存根本，是不能称之为养生的。胃气壮实的人不仅身体好，而且即便生病，也更容易恢复。比如有两个人都很病重，一个人能吃能喝，另外一个什么也吃不下，很容易就能看出能吃的那个人可能恢复要快一些。

如果想借用辟谷来减肥，不如选择一种更安全有效的减肥方法：控制饮食，忌食生冷寒凉，坚持每日适量运动，微汗出。

如果借用辟谷来美容清肠，不如寻找一个中医大夫合理安排药膳调理：使气血充沛、顺畅，身体瘀堵减轻，面色红润、眼睛有神。

如果借用辟谷来延缓衰老，不如先了解如何能长寿：中医认为"有阳气则寿长"。人体三升六合的阳气，用完了人的寿命就结束了，因此想长寿一定要顾护好阳气，省着点儿用。

选择辟谷要慎重，其实很多人群是不适合辟谷的：

1. 平时容易劳累、乏困、头晕、懒动、懒言的人——气虚型。

2. 容易饿得心慌腿软的人，也就是低血糖症状的人群——胃虚型。

3. 心脏功能不好的人：出现过心慌胸闷气短的人——心虚型。

4. 长期熬夜的人——肝肾亏虚型。

5. 经期女子。

6. 有一类绝缘体质的人群没有以上症状，仍旧会在辟谷期间出现不适。

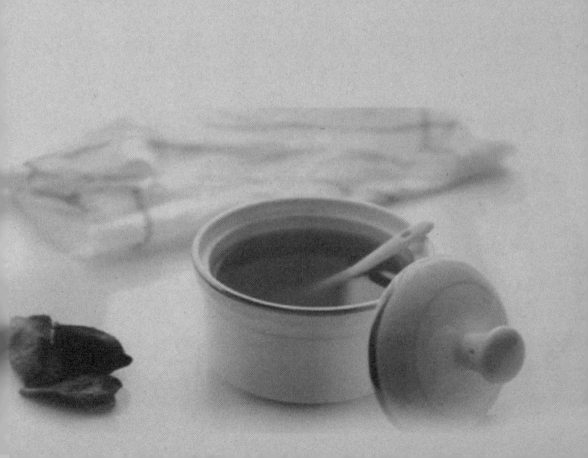

第九篇

四季养生

1 春季易得之病及预防

春季乍暖还寒，经过了冬的寒冷，升温之后，大家都很想脱掉厚重的衣服。但是温度多变，看起来暖和了但是温度并没真正上来，脱衣服太早最容易感冒：头痛、流鼻涕、打喷嚏，甚至咳嗽、发烧。春季也是季节鼻炎的高发期。出门应当多穿点，随时增减衣物。

因为春天多风，加上温度低，风中夹杂着寒气，如果是南方湿气重的地方或者本身脾胃湿重的人，还会夹杂着湿气。风寒湿三邪能直接吹中人的胃脘，导致胃胀、恶心想吐，或者伴随腹泻。很多人说"我没吹着风呀"，中医讲，风伤人于无形，就跟小偷偷东西一样，东西被偷走而没有察觉。

暴风和台风我们能感觉到它的破坏力，平时的风却没有那么明显的感受。但是只要出现这些症状：胃胀、胃凉、胃痛，伴有恶心或者腹泻，排除吃了凉东西，那就是风挟寒或湿损伤了胃肠。这与人的体质有关，平时胃肠寒湿，吃点凉的就胃胀或者腹泻的人最容易受感，其他人则要好得多。解决方案：中成药感冒清热颗粒加上藿香正气胶囊或者香砂养胃丸，胃疼或者腹泻厉害的要吃附子理中丸。

这一点，中医称为"邪之所凑，其气必虚"，意思就是身体容易被风、寒、湿邪伤着的地方，是因为这些地方本身存在问题。因此，胃肠道本身有寒湿的人，容易出现恶心呕吐、胃胀、胃疼或者腹泻。膝关节本身有寒湿的人，则容易在天冷或者变天时出现疼痛，是一样的道理。

同样，有的人平时腰还挺好，睡了一觉起来突然觉得腰疼得下不了床。这种突发的腰疼，除了扭着、闪着之外，其他没有明显诱因的都是因为受风、受凉。比如睡一觉起来疼，基本上不是没关窗，就是夜里睡着踢了被子着凉了。

这样的情况，与胃受凉一样，是因为腰部平时就比较虚或者平时容易腰凉、腰痛，又或者腰部曾受伤。

过去在北京，沙尘暴在春天是很可怕的，经过治理后有很大的改善，但是现在又有了雾霾天，空气中的湿夹杂着大量微粒，对于呼吸系统不好的人，伤害更大，比如容易咳喘的、胸口憋闷的、容易肺炎的人。同样的道理，"邪之所凑，其气必虚"，这类人本身就存在胸阳不振、胸腔痰湿郁阻。

春季万物升发，对应的脏腑是肝，但是这股气的提升会使得本来肝肾不足的人，出现失眠、烦躁、眼睛干痒等，这个需要中医调理。另外因为升温很快，会带来一些皮肤病，其实这个也是身体本身存在问题，"邪之所凑，其气必虚"适用于任何季节病。

针对春天容易出现的问题：

一、感冒、流鼻涕打喷嚏，用大葱葱白和生姜煮水喝或者服用中成药感冒清热颗粒。

二、嗓子痒、疼、轻微咳嗽或者发烧，用莲花清瘟胶囊；有痰咳嗽用通宣理肺颗粒；有痰咳喘或者胸闷的用小青龙颗粒，都是中成药。但是咳嗽相对是比较多样和复杂的，其他久咳不愈的，需要寻求中药调理，每个人体质不同，需要辨证治疗。

三、腰疼的热敷见效比较快，多次热敷能够缓解，但是不能根治，还需要后期中医调理，辨证治疗。

四、鼻炎是身体卫外之气不足及心肺肾功能减退造成的，这是由于身体对气温变化不适应。鼻炎越严重，说明身体越差，需要寻求中医调理，辨证治疗。

五、老寒腿、关节炎、风湿病，注意保暖，热敷为主，可以自制或者网上购买热敷包。也可以每天坚持用花椒、艾叶、生姜煮水泡脚。这些都可以减轻疼痛和寒凉感，或者控制住病情。

六、春季万物升发，本身肝肾不足的人容易一到春天就失眠、烦躁。这个需要中医辨证治疗。

七、有的人或因血虚、肾阴不足或者内有郁热，一到春天，容易出现皮肤病：风团、风疹、皮疹等。这些须寻求中医调理，谨慎使用激素。

八、掉头发。脱发也是季节性出现的。脱发分为两种，一种是斑秃，成块状脱落，与情绪关系很大；一种是普通掉头发，与身体肝肾不足、血热血虚有关。具体需要辨证治疗。

九、眼睛干涩、瘙痒、红眼病等。春季其他眼疾也会加重。与季节相关的是因为虚火上冲、肝肾不足所致。其他情况与用眼过度、熬夜有关，减少用眼或者点眼药水能够缓解。不能缓解则需寻求中医辨证治疗。

2 春季宜踏青，有利疏理肝气

春风吹动，万物生长，沉睡的大地悄然醒来，四处生机勃勃。春水已暖，野鸭浮游；小草依依，万物吐绿；阳光明媚，微风拂面。春天生气勃勃的景象，让人心情舒畅。郁闷、烦躁、压力、不高兴，统统都能被这碗快乐的"解郁汤"化解，还等什么？让我们踏青去。

中国古代就有踏青说法，源于三月三的上巳节，到唐代踏青更为盛行。如杜甫有"江边踏青罢，回首见旌旗"；孟浩然有"岁岁春草生，踏青二三月"。

为什么春天踏青呢？除了祭祀的原因外，我认为踏青是有益于身体健康的。

首先，经过冬天的蛰居，人的活动明显减少，筋骨懒散，脂肪堆积较多。而春天转暖，万物复苏，外出游玩不仅赏心悦目，而且能活动筋骨，减除脂肪。

其次，中医认为春天之气通于肝，肝主筋，肝主人的情志。肝气升发不利，人容易情绪低落、消沉、抑郁。春天绿柳繁花，蓝天白云、碧池春水等美景，让人心旷神怡。

在玩乐之际，肝气舒展，胜过一碗"逍遥汤"！特别适合心情不畅、情绪低落、心脏阳气不足、头脑昏沉之人，游玩之后神清气爽。不管是情侣、朋友或是家人，其乐融融，欢声笑语，有益于畅达情志、促进感情交融。

第三，对于脾气急躁之人，肝气旺盛，春气升发容易使之更加躁动。但是外出游玩心情放松，也能缓解急躁，有益无害。但要注意饮食上少辛辣，多食甜酸以养肝。

春季养肝：

●养肝血：晚上早睡以养肝血，少熬夜。肝功能不好，少饮酒。

●养双目：肝主目。多户外游玩、少看手机和电脑以养双目。

●养肝阴：少吃辛辣，多吃甜酸。

●柔肝脏：淡泊以明志，宁静而致远，知足常乐，用平和的心态为人处世。

●养肝气：青色通肝。多吃新鲜时令果蔬。

●疏理肝气：常揉膻中、太冲。

要想夫妻感情好，春天踏青少不了。

要想心情烦躁少，外出游玩刚刚好。

3 夏季易得之病及预防

立夏，意味着夏季到来。这个季节的特点：气温升高，空气中燥热之气明显，湿度热度逐渐加大。

夏季通于心，心旺于夏。夏季温度高，正常情况下，夏天这个季节对心脏最有利，人不会出现心脏问题。但是现在因为到处都有空调和冷饮，所以夏季旺于心也有可能导致一些人夏季亡于心。

为什么每个季节会有相应的疾病？

首先每个季节都有自己的特点，最大的特点是温度的变化。冬寒、秋凉、夏燥、春温。人体适应外界自然温度变化则不生病，不适应则病。

其次，反常气候，比如春降雪，冬不寒等。或者乍暖还寒，或者气温骤降、气温骤升等，气温就像过山车，人体不能快速适应就会生病。反常气候还容易引起大面积的流行病。

再次，每个季节都有饮食习惯上的不同。夏季多贪冷饮、喜空调、开窗睡觉等。夏季，白昼更长，很多人晚餐进食很晚，也是影响消化和睡眠的原因。吃烤肉，喝冰啤酒，好像是夏天的标配。肉食＋冰水对身体伤害很大，这样导致胃肠病的发病几率很高，也许不会马上致病，但肯定影响胃肠道的蠕动和消化。

夏季容易中暑。症状：大汗伴随四肢无力、头晕头痛等，有时四肢无力伴随恶心。

中医分阴暑和阳暑。阴暑是在天热的夏季受寒或者吃寒凉的东西引发胃不适，如胃胀、恶心、胃痛、腹泻，或者出现感冒症状，如身痛、发热恶寒，常用中成药是藿香正气水、感冒清热颗粒；阳暑是在夏天太阳下劳作受热伤阴导致的大渴、大汗、头晕、乏力、心慌等气阴损耗，常用是生脉饮、酸梅汤等。重症中暑应将人放置阴凉处，采取急救措施。

这个季节容易得以下疾病：

一、胃肠病：胃痛、胃顶胀、腹泻腹痛、呕吐，夏季受风、受空调的寒凉引起，还有一边喝冰饮一边吃烤肉或肉食，最伤胃肠。

二、疼痛病：落枕、肩背痛、腰疼，夏季受凉引起。

三、失眠：白天更长，若没有自我约束则更容易熬夜。若肾气不足，更烦躁难眠。

四、血栓/出血性脑梗：受风是第一大诱因（吹风扇，开窗睡觉，室内空调户外高热的温差）。

五、心脏病：吹空调为第一诱因。夏季对应的五脏是心，本来夏季温度高"旺心"，就是对心脏有很大帮扶作用，是四个季节当中最不容易出现心脏病发的季节，但是因为现在人为的贪凉，到处都有空调，也会诱发心脏病，所以空调是第一诱因。

六、皮肤病：风团、湿疹等。温度升高，湿度加大所致，肝肾亏虚、风邪内陷等。

七、脚气：水疱、瘙痒。温度升高，湿度加大，内有湿热。

八、发烧咳嗽：出汗后不能马上喝冰水、吹空调，一边运动，一边喝冰水最伤身。

九、阳暑服用酸梅汤、生脉饮，阴暑服用藿香正气口服液。

人的身体和脉象因季节变化而变化，如果适应变化则无不适。如果虚弱的脏腑跟不上变化，则会病，产生不舒适，比如失眠、烦躁、胸闷气短、皮肤过敏瘙痒、胃胀，等等。

夏季需要注意：

一、出汗后及时擦干，等汗落停。不能马上吹风或进入空调房，或洗澡或马上喝冰水。这样会使寒气从毛孔进入，闭塞毛孔，使得寒湿留在体内，为疾病种下祸根。这也是夏季容易感冒发烧的第一原因。

二、泡脚后吹风扇、空调是自害行为。盛热之后冲凉水澡同害。

三、尽量不要吃冰激凌、喝冰水以及冰冻水果，这样做会损伤人体后天之本。反而更应当饮温水来温阳脾胃。

四、夏季天热，不能频繁进食燥辣之物，容易损伤津液，引发溃疡、肠道疾病及痔疮。

五、空调室内多寒凉，应适当晒晒太阳。

六、天气炎热，空调可以用，温度开得高一些，避免直吹。若盛夏开窗睡觉，其弊端更甚于开空调睡觉。

4 夏天来点酸和辛，护住您的津液和肺胃

夏季温度高，很容易出汗。在没有空调的年代，人们都是正常出汗。有时候天热还要干活、行走，更容易加速出汗。汗出太多会损伤人体津液，因此夏天口渴喝水多，其原因就是因为天热出汗造成人体津液缺失，这是人体正常的代谢。酸梅汤在这种情况下堪为佳品，酸甜可口、生津止渴，养阴润燥，能很好预防因中暑（阳暑）出现的虚脱、乏力甚至晕厥。

但是现在夏季因为冷饮、空调、冰箱随处都有，很多人长期待在空调房，不能正常出汗；又或者贪凉，长期喝冰水、吃冰棍。这些舒适恰恰违背了自然规律，给身体带来疾病。因此建议空调温度不要太低，26～27℃，不那么热就可以了。否则从低温室内去炎热的户外，因冷热温差大，很容易感冒。另外，在户外行走一身汗，马上进入有空调的室内，寒气直接从毛孔灌入，深入腠理肌肉，甚至骨头，都为将来的疾病和病痛埋下隐患。因此，可以在门口等身上汗落下后，再进入有空调的室内。

经常在空调房内待着的人，建议适当运动出出汗，也可以吃点辛辣芳香的食物，打开闭塞的毛孔，使身体的开合尽量有度。当然在吃辛辣芳香的食物时，不要饮冰水，空调温度也不要太低，否则寒气也会直接灌入毛孔。

　　夏季，白昼更长，很多人晚餐进食很晚，也是影响消化和睡眠的原因。吃烤肉、喝冰啤酒，好像是夏天的标配。肉食+冰水对身体伤害很大，这样容易导致胃肠病。很多人会胃痛、胃顶胀不消化，恶心呕吐，或者拉肚子，大便里头有些没消化的食物。这些症状听起来不严重，但是对身体的伤害都是一点点累积的，然后最终以病痛形式爆发。出现这种情况时可吃一些辛温化湿、消食的中成药，如四正丸、香砂和胃丸、养胃丸等。

5 秋季易得之病及预防

秋季的特点是：自然界从高热到凉爽的下降，是转向冬季严寒的过渡。因此，人体对这种温度变化的不适应造成了秋季疾病。

中医认为，一年四季的本质是自然界阳气即温度的变化：春夏秋冬，代表的是温、热、凉、寒的温度渐变和转换。

秋季通于肺。中医的肺还包括鼻咽呼吸系统、皮毛、肺窍。

一、气温变化首当其冲是鼻炎

多数人鼻炎是春、秋季发作，都是由于对气温寒凉的不适应造成的。鼻炎在天气暖和的时候很少发生，高热的夏天也只是因为吹空调的寒气导致流鼻涕打喷嚏。也有少数人一年四季都有鼻炎。

鼻炎就是身体对自然界温度变化没有快速适应造成的，总分两种证型。

一种偏虚，可以是肺卫气虚或者营卫不足，这种类型就是通俗说的抵抗力差，卫外之气不足。这是一类容易感冒的人群，因此，表现就是打喷嚏和吸鼻子。鼻涕不是很多，而是鼻子好像总有鼻涕，要吸鼻子。

另一种是偏实，肺气上逆，虚火夹杂痰湿。随着秋气肃降，寒包热，很容易造成流鼻涕，表现就是打喷嚏、鼻涕多，因此很多人发作鼻炎，擤鼻涕会用掉一大卷纸，纸篓全是鼻涕纸。

缓解鼻炎的方法很简单：

首先是早晨起床适当多加一件衣服，等身体适应温度或者身体发热后再脱掉。

其次是早晨起床后在家做一刻钟的运动，原地跑步或者做八段锦、打太极之类，身上微微发热，即能快速缓解流鼻涕、打喷嚏症状。

然后注意避免受风、受寒，避免涉水、游泳、淋雨等。

再则是提前采用中医调理脏腑和气血功能。

二、感冒咳嗽、咳喘（老慢支、哮喘）

秋季，对应的五脏是肺。感冒咳嗽与鼻炎的原理相同，但是发病机制不一样。

鼻炎是对自然界温度变化不适应造成的，没有明显的受风寒之邪，需要保暖和早上适当运动，让身体快速适应。

感冒是由于突然受寒或者受风，导致肺窍的开阖失常，出现鼻塞、喷嚏、流鼻涕，是身体感受风寒之邪造成的，比如开窗睡觉受风、天凉降温衣服穿少了等。因此咳嗽是身体为了快速自我调整而产生的症状。

秋天，是一年中第一次降温，容易引起咳喘。咳喘是胸腔痰浊聚集在支气管及肺部，造成胸闷呼吸不畅，把痰咳出来后，胸闷随之减轻。轻的可以服用中成药小青龙颗粒，严重的必须借助中药对症治疗。

三、皮肤瘙痒问题

因为秋气的下降太快，温度肃降，肺气被闭，皮肤的开阖失常，体内的热来不及通过毛孔宣散，郁热积累于皮下，产生皮肤瘙痒，有的出疹子、风疙瘩，有的不出疹子，有的抓后发红或者是有划痕。

轻的自动会褪掉，稍微重一些的或者每年定期发作的需要药物治疗。不建议用抗生素和激素类，停药则反复发作，缠绵不愈。

四、肢体关节的疼痛、麻木、抽筋

为什么会在不同季节有不同的身体不适？关键就是温度变化与个体体质不适应造成的，人与人之间存在很明显的个体差异。

跟年轻人比，老年人普遍存在阳气虚损更加严重的情况，因而对寒凉的抵抗力更差。很多老人刚一入孟秋，早早地穿上了秋裤，就是这个道理。身体内的阳热少了，所以抵御外界寒凉的抗寒能力下降了，只能靠增加衣物来御寒。

随着气温的下降，虽有衣物御寒，但是寒气仍旧能够侵犯骨关节，造成腰腿膝盖的疼痛，比如风湿关节炎、老寒腿等，都对温度特别敏感。保暖之后能够缓解。

当寒气侵犯的是肌肉经络时，造成的则是肢体的麻木。麻木就是气血不流畅的一种表象。比如有些人某一个姿势时间稍久就出现发麻，如长时间拿手机、蹲马桶等，或者胳膊腿受压即出现发麻，都是气血不流畅的表现。

当寒气侵犯的是大筋时，则容易抽筋，表现为短暂的屈伸不利和酸痛麻木。抽筋的前提除了受凉，还有筋脉没有很好地得到气血的润养。

有的人走路，胯或膝的筋很容易别着，需要稍缓和，适应了才能行走，这是筋脉没有很好得到气血滋养的原因，身体上存在肝血不足或者肝肾亏虚。

五、月经的推迟或闭经

有的女生存在这种情况：秋冬月经推迟十几天，甚至隔月一次，更甚2~3个月来一次，但是天热的春、夏每个月都按时来月经。这种情况的女生我也碰到过不少。

月经的时间与季节和温度有关的这类女生，说明个体体质存在差异和不足，因为不是所有人月经都受到季节的影响。因此她们存在阳虚血亏的体质差异。

也许有的人说：不是所有阳虚血亏的人都月经延迟呀？是的，即便是阳虚血亏，也存在程度的不同。这就是体质差异。

另外，受温度下降影响的疾病很多，称为秋季易发疾病，比如心脏病、哮喘、肺病、眩晕、中风、头痛、水肿等。

这些问题都存在的共性是阳虚体质。不同之处在于，某一脏腑阳虚比较明显，或者多脏阳虚，又或者有阳虚夹热、夹痰、夹湿的不同，导致出现的症状和病情的严重程度不同。

换季，是身体承受外界变化比较多的一个时期，是疾病多发期。保暖和随时增减衣物是自我保护的首要措施。其次是避风、避寒，避水、避雨，避免汗出当风，避免睡卧受风。

6 南北不同的秋天，防护和保养不同

北方的秋，比较短暂，经历了夏的炎热，余气还没散尽，一股寒流过来，北方气温骤降。对于人体，自然界的迅猛降温，使得肺气的肃降之力快且猛，而夏天在空调房里被冷气闭住的内热，还没有来得及外散就被降温的寒气关闭在了肺窍中。而夏天或多或少的生冷食物带来的水湿停留在胃脘，还没来得及排出就被化生成了痰浊。

以北京为例，每年8月立秋后到9月末，白天还处于炎热的体感中，只是早晚开始逐渐转凉。北京短暂的秋天只有10月这一个月，11月很快就气温骤降，因此11月中旬北京市迎来供暖。

正如我在第一段中提到的，夏天饮食生冷带来的痰浊，气温骤降，无法使因夏季空调关闭的肺窍打开，引来了秋季临床上第一大问题：咳喘及鼻炎；第二大问题：心脏不适；第三大问题皮肤瘙痒，等等。

9月下旬来就诊的咳喘患者明显增多。我记得去年9月到11月看了许多的咳嗽和咳喘患者，而且很多人是久咳不愈而加重的。从程度上来说咳嗽轻，咳喘重。因此，秋天是一个调理的最佳季节，可以打扫和清理夏天遗留下来的隐患。除了要寻求中医调理外，饮食上也要从以下几方面注意：

1. 不可再贪凉。凉菜最好现拌现吃，不可放冰箱冰镇。冰水、冰激凌就更不能吃了，否则夏天的寒湿之毒没有排掉，又增加新的问题，给冬天增加病痛。

2. 老话说：立秋后不下水。现在也没人遵循这个老话了，冬天还有人冬泳呢。立秋后不下水就是担心水中寒气关闭肺窍，不能正常宣发，产生一系列疾病。水还是那个水吗？不是。眼睛看到的水没有变，但是它随着季节转换了，它是秋天的水，不再是夏天的水。水性是凉的。有的人会说游泳池的水是温的，不凉。就好比黄连，性是苦寒，煮熟了还是苦寒，不会变成苦温，是一样的道理。现代人多数停留在本我观察，没有看到时空的转变。

3. 适量吃一些辛温暖胃的食物：葱、姜、蒜、紫苏叶、辣椒、花椒、白胡椒等。用食物的辛温来化掉夏季产生的湿、痰、水饮。湿和痰大家都了解一些。这个水饮是什么？就是很多人流的清稀如水的鼻涕和嘴巴里吐出来的清稀如水的痰或者睡觉流出的口水。否则痰湿饮越积攒越多，造成哮喘、胸闷、肺积液等。

4. 如果肺气得到了一定的宣发，身体的痰湿垃圾得到了一定的清理。我们可以适当吃一些酸味的食物，帮助收敛肺气，以及一些润燥的食物比如百合、萝卜、莲藕等，顺应时节，让肺金之气便于潜降并藏于肾中，为冬天加固肾气做好准备。

5. 秋季皮肤病产生的原因，是气温骤降带来的寒包热的燥引起的。中医认为热和燥都容易生风，风性疏泄，使人腹泻。秋季泄泻就是从夏季积攒而来，只是秋季发作而已。风性疏泄，还容易使人皮肤瘙痒，部位多发或者不固定。有的人身上起疹子，红痒。而有的人身上起风团，能自行消失，又突然发出来。

南方的秋天要好得多，它给了人体较长的一个平缓过度的时期，让人体能够慢慢从炎热的夏季过度到寒冷潮湿的冬季。

但是这个季节还是容易引起咳喘、咳嗽、老慢支、鼻炎和哮喘。但心脏病的发病率要比北方低一些，因为温度较高，不似北方冷峻。可是，南方比较典型的潮湿、阴雨带来了比较多的风湿骨痛问题：关节炎、腰腿疼、肩背痛等。

北方秋季需要注意的事项南方也需要注意。除此之外，因为地理环境不同，气候不同，北方干燥，南方湿润，在南方生活的人还应当注意防"湿"，防"潮"：

1. 趁着户外的阳光，定期晒晒被子、褥子。北方人去南方，就会发现夏、秋、冬这三个季节酒店的被子都有些潮湿。长期睡卧在这种偏潮湿的床榻上，而不是一次两次，时间久了，对身体不利：局部怕冷、怕风、疼痛。

2. 室内除湿。现在有了除湿机这样的小家电，也有些帮助。也可以在室内放一些吸湿的草药包或者天然植物的干燥片（网上有卖），定期更换。

3. 可以适当运动或者泡脚，微微出汗即可达到血液循环加速而排湿的目的，这样排掉的是皮下湿气。

4. 适当吃一些莲子、芡实、淮山药等祛湿的食材或者炖菜时放一些豆蔻、肉蔻、草果之类辛温香料。如果身体有不适症状，就不建议食疗了，而应寻求中医大夫及时调理，服用一些健脾化湿，温阳暖脾的药物。

5. 自制一些花椒油，对于有风湿骨痛的人，每天在疼痛、僵硬的关节上涂抹、搓揉。坚持一段时间，会有意想不到的好处。

7 冬季易得之病及预防

冬季因为天冷，寒气重，北方干冷，南方阴冷。寒，在中医的认识里，最容易损伤人体的阳气。人体的阳气是什么？阳气是人活着的生命之本、能量之本。活人和死人之间唯一的区别就是阳气。《黄帝内经》里，先祖认为，阳气足的人寿命长，阳气虚衰的人寿命短。

人体最大的阳气是心阳和肾阳，是天地之阳于人体的体现。寒邪最伤心、肾，临床上很多人心衰引发肾衰或肾衰引发心衰。

一、寒伤心和脑

北方在来暖气前，温度持续下降，降温很快，尤其靠近节气，很多人容易出现心脏病症：气短、胸闷、胸痛、心绞痛、心脏早搏（心脏停顿感、心悸）、房颤（快速无序的心律失常），甚至心梗、脑梗及心脑卒中。

比如每年第一个降温的节气寒露前后就有很多人开始心脏不舒服，因为降温太快，寒冷损伤人的阳气。又比如，很多年老病重的人，都熬不过冬至或者新年就辞世了，也是因为身体的阳气太虚弱，抗不过自然界的寒冷。

节气是先祖智慧的展现，指出了天地之气发生变化的节点：比如立春，意味春气复、气温将要变暖，是新一轮的开始。因此，古代新年是以立春开始。比如冬至，冬至后的数九严寒是最寒冷的，节气是小寒和大寒，冷到极致必然发生物极必反的变化。下一个节气就是立春，春气将来，万物将要从冬天的蛰藏中苏醒过来了。冬至这天也是黑夜最长的一天，随即晚上变短，白天变长。

所以，心脏功能不好的人要在秋、冬的寒露到大寒各个节气前，做好增添衣物保暖，防止家中人员因开窗而受凉病情加重，提前准备好心脏急救药物等，以防突然身体不适发生意外。

二、寒伤肾

冬季通于肾，五行属水。所以寒伤肾造成的病症比较多。中医认为，肾主骨、藏精、气化水湿。凡水湿泛滥的问题都与肾有关，寒邪直接伤肾的几种表现：

1.腰疼

中医认为腰为肾之府（与北京是中国首都的意思一样），是藏于体内的肾在人体外在的体现。肾气亏虚或者寒邪伤肾，就会体现在腰部，比如出现腰酸、腰痛、腰沉。有的人受寒很容易腰疼。

2.骨头痛或者骨关节痛

全身的骨头都由肾来管辖。南方寒冷而且潮湿，最容易风湿骨痛，比北方寒冷干燥对人体骨头的伤害更大。因此，阴冷潮湿或者阴寒湿润都是对骨头关节有损伤的，尤其是腿关节，中医称为风湿痹痛。这类疾病的治疗，除了治标——除湿蠲痹之外，还要治本——补肾温阳。

3.精子活力不足、精子存活率低，精子不液化等

中医认为肾藏精。精子与精液的质量好坏与肾的关系密切。中国人自古崇尚补肾是不无道理的，但是补肾要补对了才行，补错了反而伤身。本身肾阳不足的人，还生活在阴冷潮湿的地方，比如冷库工作的人、久居潮湿的地下室的人、从事船员工作的人等，都容易精寒水冷导致精子病或者肾阳虚损。我们这里只是讨论寒冷损伤人体肾阳，当然还有肾精损伤、肾阴损伤等。

4.下肢浮肿、沉重或静脉曲张

很多年纪稍微大一点的人下肢浮肿，一按一个坑，这是肾阳亏虚，不能气化水湿造成的。有的人不敢穿太紧的袜子，怕勒得更肿；有的人鞋子都要买大一码，因为脚都浮肿了；有的人虽然不肿胀，但是走路觉得沉重、拖不动步；有的人静脉曲张像蚯蚓，腿胀腿凉。

5.老寒腿

腿痛是一方面，另一方面是觉得腿嗖嗖地冒凉气，拔凉拔凉的。

三、寒伤肺

寒伤肺，轻的是咳嗽，重的是咳喘。有的人咳嗽喘不上气，甚至睡觉的时候躺不下去，需要坐起来才能上得来气，是因为肺里瘀积了很多痰液。《伤寒论》称为"咳逆倚息不得卧"，与新冠肺炎让我们认识的"俯卧位通气"，相距1700年。

支气管炎、慢阻肺、间质性肺炎、哮喘都有喘不上气的问题，这些慢

性病实际上都是心肺肾阳不足，最容易被寒邪所伤而引起加重。因此这几类问题在秋冬会加重或者突发。

中医认为，久咳伤肾、肺及肾。就是说很多肺上的问题，日子久了都会造成肺肾两伤。所以对于一些久咳、久喘的肺病，治疗上还要补肾强肾。因此，要注意：

1. 咳喘肺病后背保暖尤为重要，比如晒后背、多穿个棉背心、贴个暖贴、艾灸后背等，都是很便捷的方法。

2. 及时的汤药调理和预防必不可少。

3. 滋生痰湿的食物尽量不要食用，以免增加支气管和肺腔内的痰浊，比如不要食用牛奶、酸奶、水果、冰水、绿茶等。

还有要记住，寒邪闭肺窍毛孔。皮毛为人体最外表，是一层防护，很容易受寒所伤。毛孔一开一阖与呼吸同步，受寒后容易造成肺窍开阖失常，也就是中医俗称的闭肺窍。

因为风寒袭表，造成内热不外散，化热动风引起各种皮肤病症，如风团、风疹、皮炎等。我曾经治疗过一个酷爱冬泳的人，常年寒闭肺窍毛孔，日积月累，最后发展到不能触碰凉水，一碰就浑身瘙痒，更不要说再去冬泳了。治疗方法就是治疗皮毛，邪从皮毛来，还从皮毛去。

四、寒伤肝

肝主筋、藏血，肝经绕生殖器一周的生理特性，说明了寒伤肝容易引起肢体抽筋、僵直，女子小腹痛，男子阴茎抽痛，女子月经推迟或闭经、大腿酸胀、肢体麻木等。这都是体外不舒服的症状，相对于寒伤心、寒伤肺要轻得多。

我碰到过一例受寒引起肢体僵直的病例。这个人秋冬天一遇冷，也就是说从室内到户外这样的情况，就马上肢体僵直，尤其上肢不能弯曲和屈伸，而且发生速度特别快。比如他在自家车上还好好的，一下车，冷风冷气一激，马上胳膊、手就僵直不能动了。治疗方法就是温阳养血柔筋。

寒伤血，容易造成冻疮冻伤（高寒地带的驻地官兵最容易出现这类症状）、肢体的僵直、手脚的冰凉。

五、寒伤胃肠

寒冷容易造成消化系统疾病，如胃胀、恶心、胃痛、胃痉挛、腹胀、腹泻等。

受热能够缓解，比如热水袋热敷、喝一碗加黑胡椒粉的姜葱水立马可以缓解。冬天多吃带黑胡椒的热汤，比如早上吃一碗胡辣汤或者放了姜葱胡椒的热汤面等，身体暖暖的出门，可以抵抗冬日的严寒。

8 寒冷的冬天，这样防寒护体

冬九九是一年之中最寒冷的一段时间，其中尤其是三九。九九之后所谓阴极必阳，冷到极冷，气温也就渐渐回暖了。

这么冷的天，保护好自己，用三招很简单的方法驱驱寒。

1. 防肺寒——喝葱姜粥、胡辣汤散寒

风寒感冒是冬日最常见的毛病。清代《惠直堂经验方》中的神仙粥选用了辛温解表、宣肺散寒的食材预防感冒：葱姜，在寒冷刮风的日子非常"给力"。早上喝一碗葱姜粥出门，身体暖暖的。

有歌云："一把糯米煮成汤，七根葱白七片姜，熬熟兑入半杯醋，伤风感冒保安康。"

感冒了喝一碗葱姜粥，上床盖被，微热而出小汗。每日早、晚各一次，连服两天。

冬天，室外寒冷，不注意容易受凉、受风、肠胃不适：胃凉、恶心。可以在粥、汤里头撒上一点黑胡椒。平时做菜撒点胡椒也有很好的温脾肾功效。

胡椒温中散寒，温暖脾胃、外散风寒。胡椒自唐传入中国，大部分都生长于高温和长期湿润地区，性味辛热，因此温中散寒止痛的作用比较

强。生长地点越偏南方的胡椒，性越温热，因为充分吸收了南方的阳热之气。

中医认为，颜色黑的食物入肾，因此，黑胡椒温补脾肾的作用明显，可以治疗有脾肾虚寒的一些病症：如胃痉挛、泄泻、寒痰、食积、脘腹冷痛、反胃、呕吐清水、泄泻、冷痢、早泄、带下，亦可用于食物中毒解毒。

由于胡椒的热性高，吃了很容易让人体内阳气生发，所以每次最好别多吃，在0.3~1克比较适宜，适合作为调料撒在汤或肉菜上。

含胡椒最有名的汤羹就是胡辣汤，是河南、陕西一带自宋朝起就很盛行的小吃，冬天吃一碗浑身热乎乎的。而西餐中也广泛使用胡椒粉，被大厨们当作"生命"，"菜品的调味很重要，盐是灵魂，胡椒是生命"。

2. 防腰寒——双手搓腰暖肾阳

先将双手手掌搓热，然后从肚脐开始沿着带脉（腰部一圈）往返搓热。

双手搓腰有助于疏通带脉、强壮腰脊和固精益肾。腰部为"带脉"（环绕腰部的经脉）所行之处，特别是脊椎两旁的后腰是肾脏所在的位置。肾喜温恶寒，常按摩能温煦肾阳、畅达气血。

对于平时腰冷（冒凉气，腰疼）、肾寒（起夜或尿频）的人，可以进行热敷。传统的方法可将粗盐粒加热了热敷；也有改良了的充电腰带配合中药包热敷。因为是外用的，相对比较安全。需要注意的是，应及时擦掉热敷时所出的汗液。

3. 防脚寒——做个暖足浴

手脚处于四肢末梢，人冷先冷手脚。很多手脚冰凉的人，很需要泡脚。泡完脚后，手也会暖暖的。

足浴要注意三点：

第一，用点儿艾叶、肉桂、花椒等辛温、促进气血运行的中药，煮水后泡脚。如果没有，用热水亦可。

第二，注意温度和时间。水温最好为50℃左右，水淹没踝关节处。每次浸泡10~20分钟，不要超过30分钟，不时添加热水保持水温，泡后皮肤呈微红色、身体微微出汗为好。不可大汗或久泡，否则反而损伤阳气和津液。

第三，避风避寒。泡脚后毛孔会打开，更容易感受风寒。最好在半小时内就寝，保证足浴效果。

如果在户外待的时间太久受了寒，身上会发冷或者肌肉酸疼。等回家后马上泡脚，水温高一点，水超过脚踝，泡一会后身上微热，但是仍旧发冷或者有寒气外散（感觉就是忽冷忽热），继续泡脚，泡到只热不寒就可以收工了。有出汗的话要避免再受凉。泡完脚及时穿上袜子，如果身上有汗及时擦干，以免再次受寒。

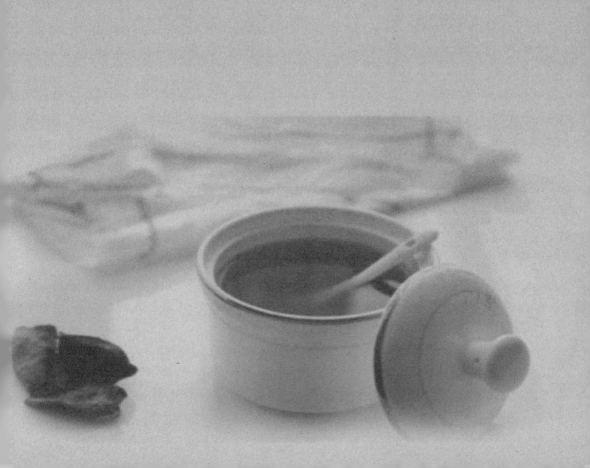

第十篇

警惕情绪之毒

1 情绪消化不良：哭泣是一剂良药

心病最难医治，也是最不易化解的。很多人因为过去的一些事，几年甚至几十年都放不下，想起来就觉得特别憋屈、委屈、愤愤不平。

其实，人活着应该向前看，未来的美好日子才是值得去争取的。过去日子就算多么不幸，它也成为了过去，已经不存在。值得期待的是明天和未来。不能为了过去，把无数个明天搭进去，一辈子陷在过去的苦闷中，为难的是自己。

可是这个道理很多人不明白。总是容易把过去的痛苦带给当下，让自己的过去、现在、未来都是痛苦的。这是很划不来的一件事。

心病产生七情上的情绪，时常影响身体并引发疾病，最典型也是最为人熟知的，当属林黛玉式的忧伤，最终令她忧郁而亡。

有时候不良情绪更是疾病加重的催化剂，怨恨怒恼烦的五毒丸每天我们吃一点，每天因为这样那样的小事去生气怨恨，一年365天，一天24小时，一年8760个小时，我们有几个小时不生烦心、不去抱怨、不会恼怒？积累和叠加的摧毁力量是巨大的。

有的人看到一些与自己无关的报道或事件也会义愤填膺，愤恨不已，这种情绪之毒一天种一点，毒素就深深扎根于不同脏腑了。有一天坏到它们无法再正常工作，再去换肝、换肾就来不及了。

要知道万事万物都不是一天形成的，肯定有一个长期累积的过程。临床上经常听很多患者说，他昨天突然怎样怎样了，之前都好好的呀，是什么原因？殊不知，种下疾病的种子，再到它发芽、生长、成熟是有一个时间过程的，这每个环节也是我们一直参与的，但我们却浑然不知。

世界上最难治的不是病，而是得病的人。明知山有虎，偏向虎山行。明知道生气发怒会得病，但是气上来了还是不管不顾的。斗气的可怕就在这里，把人的心打垮，行为不受支配，这是魔心在作怪。

单纯治疗身体，不是根本的。心的治疗才是上医，才是不二法门。可我没有这样的修行和本领，只能在摸脉的时候指出来一些患者的心结所在，点拨一二，解铃还需系铃人，需要他们自己意识到，再去解决。

有些人没有意识到，又或者有些人明知自己怨恨已深却无法化解。我记得许多年前，有一个女患者来看诊，一身的病痛，经过治疗一段时间其他地方都好了，就是胳膊疼没有减轻，活动也受阻。我想这不对劲，其他地方都好转，只有胳膊，那就是情绪病种在上面了。当聊到这股恨意时，她内心无法释然，说："我就是怨他，怨他一辈子。"听到这句话，我就无能为力了，因为患者自己不能化解，而我没有修为帮她化解。

碰到这种类似的情况，我能做的就是提示，之后他们哭了，我也会趁机让他们把压在心里已久的情绪用哭的方式发泄出来，再加以劝慰。

时常，哭泣之后脉象稍有改变，通常是和缓一些。哭泣是一剂良药，发心去改变自己才是无上法宝，是远离病痛烦恼的钥匙。

世上最难治的、最难攻克的不是癌症肿瘤，而是听不进去忠告的患者。在治疗中，有大夫能规劝我们改正不良习惯、找到情绪的症结点是福报，"福在受谏"。

在疾病肆虐的今天，我们身边的癌症患者越来越多。

我们该卸掉什么？我们该卸掉一种强势，一种争吵时的斗气。"凭什么"一上来就是无休止的烦恼和争斗。做人如水，柔软如棉。退一步、让一步更是一种气度。该哭的时候不要硬挺着，把伪装卸掉，松懈下来大哭一场。哭过之后找别人的好处，想自己不对的地方，才能生出智慧水，心中充满正能量的阳气，抵御最强悍的疾病。

2 生气，让爱产生距离

这个六十八岁的阿姨来找我的时候，拄着拐，身上的问题特别多，比如，睡眠差。入睡难，有时整宿似睡非睡，好不容易睡着两三个小时，醒了又再难睡着。

心脏功能不好，经常心慌，前年还装了支架。因呼吸浅，经常自己无意识中屏住呼吸，经常后背痛。

胃也不好，经常觉得胃发空，吃不饱，还容易恶心，反酸。

排便也不好，有时候一天一次，有时候两三天一次，排便不畅、排不干净。

身上还发软无力，没精打采，腿软不能走路，脚趾发木。腰椎不好，因为腰突还住院一周，装了六颗钉子，没有缓解，腿疼、膝盖疼，严重的时候浑身窜疼。

我详细查看脉象、舌象后，开了十天汤药。因为过来一趟不容易，一般开十天药。

走的时候阿姨心情不错。

复诊的时候阿姨精神明显好转，面带微笑地告诉我精神好多了。入睡转快了，睡得比较沉，一次能睡四五个小时，醒了还能睡得着。"您看我上次来的时候拄着拐吧？之前如果我不用拐，好像总要摔跤，走路不稳，腿没力。你看我这次来都不用拐了。腿疼好多了。"言语比较愉悦。

阿姨接着说："我之前身上发懒、浑身没劲，根本不愿意动，现在愿意干活了，也有力气了，但是不能干多，容易累。脚趾发麻，手麻都减轻了。心慌没有再发作了。大便现在一天一次。"

找到心病的根源

我一边手搭着脉，一边问："阿姨，您是不是生气了？"

阿姨说："没有，没有什么气生，他们都不惹我。"

我说："您嘴上说没有，可是您脉象上有啊。您症状都减轻了，脉象还没恢复，就是因为经常生气，生气对心和肝都不好，影响气血运行。现在您吃汤药症状是好多了，回头停药一段时间，心脏又该难受了。"

这时坐在旁边的女儿说："我妈总爱生气。"

我说："我就经常碰到老人因为孩子写作业拖拖拉拉而生气，气得生病或者病情加重。有的小孩比较内向，老人在一边说他呢，他不吭声，但是也不听，你说你的，我照样做我的。老人这就生气啊。"

"还有的小孩直接跟老人顶嘴，这老人心想，我都是为你好，你还不听话，还回嘴，这不更生气了。"

这位阿姨说："唉，你这一下说中了，我家正好两个孙子，一样一个，都让我生气。有一个不吭声，有一个直接说'奶奶您说的我都烦了，我可不喜欢到您这里来了'。"

爱的目的不是推开对方，而是靠近

我说："您的出发点肯定是爱孩子，为孩子好。可是最后的结果是，孩子不喜欢、进行反抗，反而影响了您和孩子之间的感情，因此他用了讨厌、不喜欢这样的字眼。结果您呢，为此也心情不好，反而认为自己付出不讨好，很委屈。"

我说："家人之间维系的亲情，是爱。老人应该性如灰，灰是什么？是火焰燃烧后的灰烬，带着温度，但是不那么炽烈。太炽烈会烧伤别人。我们的爱是让人感知到的温度，温暖而不烫。爱不是约束和叨叨。话不过三遍，说一遍是为了孩子好，但不应再多说，说多了孩子也烦。束缚越大，反抗越大。孩子一烦，您也生气，好事变成了坏事。"

"您的核心任务是让自己更长寿、活得更健康。老人付出一辈子，该真正放下了。碰到不高兴的时候，躲开，出去走走换换心情。"

我又说："给予孩子适当的放松和鼓励，才能让孩子进步。我们每个人都希望得到别人的肯定和鼓励，孩子也不例外，孩子喜欢对他好的人，喜欢鼓励、赞美他的人，而不是嫌弃和打压，嫌弃孩子作业做得慢、嫌弃孩子不听话、嫌弃不如别人家的孩子，等等。"

这个阿姨听进去了，说："我要改变自己。"

我说："您也别急，意识到了是挺好的，到行动上改变还需要时间。我给您一些时间，看看您下次来了脉象如何，这可是个考验，您认真完成。"

中国人爱的表达方式：爱之深，责之切。

结语

因为孩子写作业的问题，很多家长尤其是妈妈、姥姥、奶奶都忍受不了孩子的拖延而进行催促、叨叨甚至发生争吵。不同程度上对双方，即孩子和家长，都造成了身体和心理上的影响。网络报道甚至有自杀的极端行为。

我觉得首先是要站在孩子角度去看问题。孩子上了一天课也很疲劳，天性爱玩，不愿意写作业，因此拖拖拉拉。而孩子头上2~4个家长都对着孩子絮絮叨叨，就像我们头上四五个领导你一言我一语批评我们，我们也受不了。

第二方面，采取适当劝说、奖励、激励政策等结合的方式，找到最有效的方法去引导孩子，帮助孩子成长，避免一味地催促和训斥。

爱让人靠近，而不是推开对方。让爱在家里温暖地流淌。

3 抑郁和焦虑，中药调治身心是正道

这些年来我治疗了很多抑郁和焦虑的患者，中药是比较有效的治疗方法。我也碰到了一些人吃了一至五年不等时间的抗抑郁药，有的人停药就复发，痛苦不堪；有的人睡眠障碍，不吃药就睡不着，甚至吃药也睡不好。

抑郁绝对伴随焦虑，两者是并存的。两者都是心理情绪上的失控，但有程度的不同。时间越长、程度越重，越难治疗。

抑郁患者发病前提是身体五脏阳气已经亏虚到一定程度（先有身体差），加之持续工作压力大或者不能自我突破，导致对什么都失去兴趣，对什么都提不起兴致。又或者是碰到一件事导致一个很大的心理障碍不能逾越，如感情伤害（分手、离婚或者伤害）、家中变故、亲人离世、债务等诱发，这是发病的诱因和心中症结。甚至我发现有人的抑郁发作与季节有关，秋冬季易发。所以治疗要多管齐下。

轻度抑郁焦虑非常普遍，可以说当一个人自己感觉情绪低落、烦躁的时候就是轻度的病态了。当一个人自我感觉要去医院的时候，就是中度甚至重度了。

这种失控的情绪，之所以是失控，就是自我调节起不到任何作用了。

好比有的人说"我就是不开心，怎么都不开心，我想让自己开心起来，但做不到，生活没有意思，没有什么东西让我感兴趣了"。

同时伴随无名的烦躁，看到不顺心的，心里就痒痒要发火，尤其对自己的孩子、爱人和父母，无法控制情绪的发泄（抱怨、怒吼、骂人，将痛苦转嫁他人）、无法控制心烦的念头（心里烦躁，但是无法表达出来，自己内心痛苦）。严重的，甚至无法控制自己的行为（打人、损毁物品，甚至出现自杀的行为），对于此类情况，西医认为一部分人存在精神分裂。

焦虑和抑郁除了情绪的低落、烦躁，会伴随出现睡眠障碍（入睡慢、易醒或者失眠）、食欲减退、懒言懒动（不爱说话，不爱动）、疑心多虑、钻牛角尖、心神不宁、内心惶恐不安，觉得有不好的事情发生，总担心家里人出事。

我常常这样描述这种病患：抑郁焦虑患者就好像掉到一个坑里头，这个坑只有1米的时候，我们凭自己能力还能爬出来，这时候自救是可以的（轻度抑郁可以自救）；当这个坑有5米甚至更深的时候，爬不出来了，没办法自救了，必须要别人扔下一根绳子把他拉出来。这说明当我们不能自救的时候就要看医生了，让医生来拉我们一把。

西医治疗抑郁焦虑的药物多数是抑制神经、抗惊恐、镇静或抗精神病药，所以很多单纯失眠的人也在服用抗抑郁类药物，比如黛立新、劳拉西泮、阿普唑仑、艾司唑仑等，而且也新出了很多抗精神病类药物。

这种病患在中医治疗上，原则是使心神归位、魂魄归体，调和五脏阴阳气血，听起来就不是那么让人明白。简单地说，中药是治人调神，使五脏和，调和的是人体机能，激发的也是人体自我的能量，而不是用药物抑制神经。

案例我就不写了，焦虑和抑郁吃汤药好了的人很多，当然也有我没治好的。我只讲几个触动我心灵的事例。

一次出诊碰到一个很年轻的女孩，我一摸脉，心中一惊，问："你心情这么低落，多久了？"失眠、抑郁、焦虑，处在崩溃的边缘。诱因很明显，感情问题。开导疏通，开药。跟其家人聊天中得知，上周服药自杀未遂，急救洗胃抢救过来。那一瞬我心里砰的一下，震惊和感叹，这是一条生命呀，差点就丧失了。庆幸的是没吃几次药人就恢复正常了，除了汤药，得益于她家人的陪伴和爱。

有一个患者，2年前找我调理过失眠头痛，效果很好，当时治疗后的她神采奕奕。很长一段时间没见，等再见，开门我看到她的那一眼至今难忘：憔悴、无神，好像一个人被抽去了精华，只余一个空壳。我当时心中一惊：出大事了。果不其然家中变故，已经彻夜不眠3个月。想想这是什么程度！我们一两天睡不着、一个星期睡不着，就痛苦难受，何况她已经3个月昼夜睡不好觉了，吃任何西药无效！

轻度抑郁的人我每天看诊都能碰到，我都不把他们当抑郁，这些人都在无形之中好了。中度抑郁治疗时间稍微长一点，如果不能停服抗抑郁药，则治疗缠绵费时，还不容易恢复。

重度抑郁是比较严重的疾病，因为自杀倾向很明显，患者魂神失位，神识被阴邪占据，另外一个声音盖过了一切，连自杀都不受控制。

产后抑郁一定要及时用中药治疗，抑郁是很痛苦的一种心理疾病，有时出现失控。而且抑郁的妈妈奶水"有毒"，对宝宝影响很大，如在性格、健康、情绪等方面。

　　抑郁的情绪，请及时调理。快乐健康地生活，珍惜生命。

4 给身体做减法：欲望需要的很多

幼儿的脏腑轻灵、干净，虽然容易得病，但好得也快。而成年人，不仅受情志影响，而且受饮食影响很大，体内积攒了很多垃圾、毒素。

中医说七情都能致病。

刘善人说怨恨恼怒烦都能产生毒素，这些毒在体内日久，就造成机能损伤，甚至会要命。如果想不受心情烦恼影响而产生毒素，那就需要我们"修心"。

另外，饮食过于丰盛，也会产生毒素。每天摄入过多鱼肉蟹虾蛋等高蛋白物质、糖分，其实是我们贪求的欲望过重。

事实上"吃了"≠能吸收。从吃进去到吸收是消化系统一个复杂而又精细的庞大工程，这样肥甘油腻的摄入已经远远超出了身体实际的需求，这些超出的部分不仅增加身体肝脾肾的代谢负担，而且也容易因过剩而不能吸收、不能排除体外，并产生毒素……这些都是得病的原因。

我这里强调，鸡鸭鱼肉蛋及海鲜等平时可以适量摄取，荤素搭配，并不是说绝对不吃。但是当患者的身体已经不能再接受蛋白质、因生冷寒凉而生病求治大夫的时候，患者需要忌口或戒口。

可是很多人不是接受大夫给出的忌口提醒，而是反说到："哎呀，我就是爱吃这个，我天天都吃。"

甚至有人说："不让我吃水果那我还怎么活？"

"不吃鱼，可以吃肉吗？那我可以吃什么？"

其实，身体需要的很少，欲望需要的很多。

佛家说，眼耳鼻舌身意都有欲望，这些欲望少，人就能清净下了，清净下来才能有正见，没有烦恼。道家也讲清净，清净才能顺势而为，无为而为，也就是说不人为地强为。其实欲望就是一种"毒"，如果人对自己的欲望没有把控能力，那肯定会出事的。

有人说："不让吃，活着还有什么意思？"对于这个问题我认为：第一，活着不是只为了吃；第二，只有活着才能吃，如果把自己身体在短期内造坏了，那就一辈子吃不了了。要懂得"细水长流"的道理。

现代很多人是吃出来的问题，许多重大疾病患者事后反省，都说自己曾经暴饮暴食、毫无节制地吃，不合时宜地吃。

偏爱某一食物，或者暴饮暴食，或者无节制，自然对身体无益。在已经生病的情况下，大夫嘱咐哪些东西不能吃，一定要管住自己的嘴、克制自己的欲望，否则长此以往神医来了也难救治。

李嘉诚的富有程度大家都知道，可是他饮食非常简单而且清淡。试想，他这么富有，有什么东西吃不起，为何不吃山珍海味、大鱼大肉？中国很多百岁老人，据调查他们的饮食都是非常简单的素食。可想而知，这不是吃什么的问题，而是恬淡虚无的问题。

《黄帝内经》讲："恬淡虚无，真气从之。"如果欲望太多，势必身体内的火不停地上蹿，当欲望得不到满足时，又平添怨恨恼怒烦。《金刚经》通篇都在告诉众生不要执着于一个"相"，不要执着任何事物、任何事情的外相，这样才会内心清净。

我想这种清净应该是从身体到意识的洁净不染。这样干净通透，疾病从何来？我们虽不可能做得这么完美，但是可以尽可能地去放下对身体不利的偏执，尝试逐渐学会放下无数念起的欲望。推荐诵读《心经》《金刚经》《清静经》《太上感应篇》等，可以得到许多心灵的升华。一切就在一念之间。

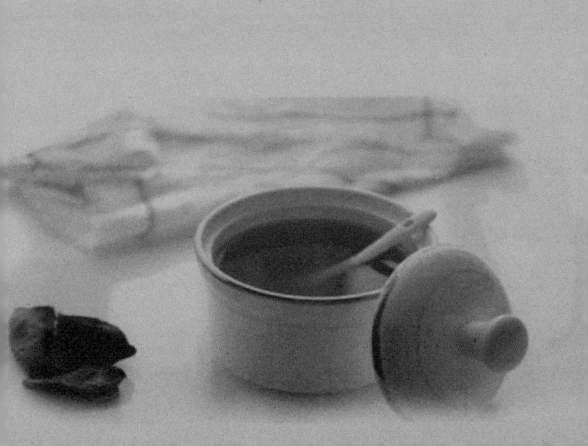

第十一篇

防微杜渐保平安

1 汽车经常保养，您保养自己了吗？

有车一族都会定期保养爱车。其目的是让车辆在行驶过程中保证行驶者人身安全。可是，我们人体已经被使用了二十年、三十年、四十年，甚至五十年，是否需要检修和保养一下？与汽车保养的道理是一样的。应该找个好中医定期调理，把身体已经发出信号的地方修理一下，预防将来出现大的问题。

汽车坏了可以修，不能修还可以买新的，可是身体呢？有人说，身体坏了也可以换，换肝、换肾、换血。显然这是不一样的。对于人体而言，很多不可再有，不可复制。生命只有一次，身体只有一个，器官只有自己的最合适，换的器官也只能延续一段时间性命，而且换器官已经是下下策了，之前的调理更为重要。

有的人将电脑清理得那么干净、对手机爱护有加、给汽车定期保养、将房子清洁打扫，可是唯独忽略了自己。

我们身体显然比身边那些"物件"更重要。对于这不可复制的身体、不可重来的生命，无疑需要更多的养护。

人体，就是一个生命机器。是机器就有坏的时候，人体也一样。切记不要等到报废，才想起来维修。很多癌症晚期患者都是平时觉得自己身体很好，可是一查出患病就是晚期。

身体是工作的本钱，离开了健康的身体去谈工作，那就是零。千万不要卖命地工作而忽略身体。再用辛苦挣来的钱去治病救命。

有的人说"我不怕死"。想想生病过程的痛苦煎熬和挣扎，有时候比死还难受。有的人也许觉得自己生病无所谓，但是看看身边癌症病人的家人，他们的失眠和担心，还有熬红的双眼、焦急痛苦的表情，也让人不忍。

身体不舒服千万不要扛。饿了要吃饭，渴了要喝水，困了要睡觉，生病了就要治疗。这是身体的自然需求。请聆听身体发出的讯号，按讯号行事。

千万不要觉得剩下的时间还很多，按活到七十岁算，一共才两万五千多天而已。人生是很美好的，很多事情我们没有尝试，祖国很多风景怡人的地方我们没有去过，很多地方美食没有吃过，要多走走看看。千万不要每天除了工作就没有其他，看一场电影、谈一场恋爱、出门旅行一趟、找点自己感兴趣的事情做做，不给生命和生活留下遗憾。

2 毛孔，就像窗户一样，为人体挡风遮雨

人之一身有八万四千个毛孔，他们就像人体的窗户，一呼一吸，一开一阖，天热时以出汗散热，它们将体内的热散发出去；天冷时，它们相对闭合，保持身体温度的恒定。同时，风、寒、湿等邪气也可以通过毛孔侵袭人体。毛孔的防贼功能通过卫外的阳气来阻挡风寒邪气侵袭身体。

天热的日子，大家可以开空调，但一定注意不要开着卧室窗户睡觉，以免受风后出现嘴歪或者偏瘫中风。

去年夏天接诊好几个人，我跟他们说脉象上看容易中风，要避免开卧室窗户睡觉，结果他们都告诉我已经嘴歪过了。多么遗憾！提前注意预防，总能够避免一些问题的出现。

天热睡觉时，尽量开其他房间窗户，或者电风扇对墙吹形成空气流动。实在不行，空调温度开得稍微高一点也是可以的。切记不能开窗让室外的活风吹进来，阴风风寒带露，变动不居，容易引起中风。

《黄帝内经》称汗孔为玄府，又称气门，汗从肺气而宣发；又称鬼门（古时候"鬼"字通假"魄"字），肺藏魄，肺气通于皮毛，汗从皮肤而出，名魄汗，汗毛孔则名鬼门。

中医说肺主皮毛，司呼吸。肺窍的运动也是一开一阖，与毛孔一样有节律地进行"呼吸"。皮毛居表位，属于卫阳敷布的地方。

而人体的阳气化生于下焦肾，补充于中焦脾胃，通过肺气宣发于上，外达皮毛，内养脏腑。表阳不足则卫外不固，风寒之邪气容易伤表，轻则闭塞毛孔，重则寒邪从经络毛窍而入（经络有一部分分布在体表，还有一部分在体腔）。

毛孔从正常的、有规律的一开一阖的状态，变成有阖无开的闭塞状态，则内外气机交换失职，体内温度增高，出现发热，可以是外感发热，或者内伤发热。

因此，感冒发烧主要是身体温度与外界温度的温差造成的，一般是受寒。比如天冷时屋里有暖气，到外头天寒地冻而受寒；比如洗澡出来，浴室里头热，外头冷而受寒，都是身体对寒热温差不适应导致的。

毛孔闭塞即人体气机出入失常，《内经》说"出入废则神机化灭"。《伤寒论》中提到，体表阳气被风寒邪气所伤时，会影响到脾胃气机升降，比如感冒的人食欲变差或吃不下；会影响肺气宣发肃降，如感冒发烧的人大便不解，鼻塞不通等；甚至体表阳气被寒邪所伤直中少阴之麻黄附子细辛证。

固有的平衡被打破会导致很多问题产生，如内热耗伤阴液，化热生风，热邪上扰心神，等等。

《内经》亦云："善治者治皮毛。"即包含此意。这使我想起很多重大疾病的治疗最终都要在皮毛上寻找突破口。在《伤寒论》中，解表的麻黄和桂枝这两味药在方剂中出现频率是最高的。

化州擅治癌的董老师曾说："治病治阴阳。"阴阳就是冷热，把五脏六腑的温度调整到一个正常标度，人的病态就会消失。而且董老师三十多年的治癌经验，总结出来的一个结果就是感冒发烧很快会让治愈的癌症复发，因此癌症患者最忌感冒。很多病和癌症的形成原因也就是一个"风寒水冷闭表"产生的高热高水分。

人体不是一个密闭的空间，毛孔在阳气气化作用下起开阖、呼吸、调节体温的作用。即中医所说"卫气者所以温分肉、充皮毛、肥腠理、司开阖者"。它更是排浊要道。

要说人体有几大排浊通道，那便是七窍、二阴和遍布全身的毛孔。七窍中除了口鼻以外，余下的眼、耳排浊相对较少，而二阴中前阴小便是人体水液代谢的主要渠道，后阴大便是人体将饮食物转化成气血津液后剩余的糟粕排出体外，同时还能将体内的痰、湿、瘀等秽浊之物排出体外。

与男性不同的是，女生每个月经汛也是一条很好的排浊渠道，将胞宫里的瘀血、痰浊排出。遍布人身的毛孔的排浊功能很强大，可以排邪热、水湿，可以说是瘀最大的散热系统。

可不能小看邪热和水湿，热容易造成郁热或瘀热，而水湿容易导致痰浊，严重的痰、热、瘀互结，诸病丛生。因此在中医问诊中问汗是有重要意义的。

既然汗毛孔的开阖对人体健康或疾病有着重要意义，那么需要特别注意的养生知识还是应该知道一些。

——避免汗出当风，即出着汗的时候不要吹风，及时把汗擦干。尤其是小孩玩耍时，可以在后背垫一块软巾，出汗后拉出软巾，衣服还是干爽的。经常爱出汗的成年人也可以用这种方法，避免寒湿的衣服贴在身上，

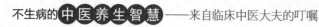

进一步受寒。

——开窗户时避免风进来时对着人吹，或坐在窗前避免使后背阳位受风。中国古建筑的院子门口有个照壁，挡的就是邪风，就是为了不让风直接冲厅堂或者卧室，否则不吉。比如故宫东西六宫，每个宫殿都有一座照壁。

——尽可能在夏季自然汗出，少吹空调或者空调温度高一些，避免毛孔闭塞或寒邪直入。空调会让人体的热关闭在皮肤下，让身体越来越燥，这样直接导致虽然空调温度越来越低，但人还觉得热，等积攒到一定程度，就会病来如山倒，畏风畏寒。

——夏季洗澡后或受热后，在室内稍作停留再外出，避免体表感受寒热两种环境的剧烈变化。

——夏季避免卧室开窗睡觉，人在睡眠中容易感受虚邪贼风，可以适当开空调，温度不要太低。

——立秋以后避免游泳，虽然不少人冬泳，但并不可取，对身体有伤害，此伤害或许不会马上表现出来，但是确有这样的案例，最终致病。

总之，避免受风受寒，让身体内热及时散出体外，让身体多余的水湿及时排出体外。

3 受风，是致病诱因祸首

"受风，是致病诱因祸首"。这句话的意思是说，受风能诱发一切疾病，小到感冒，大到中风。

人是最容易感受风邪的，最轻的就是流鼻涕、身体局部稍微不适（头、项僵痛），包括恶心、胃胀、腹泻。严重一点的风寒，会导致全身酸疼或者发烧。

有的人长期骑车受风，很容易腹泻，骑车感受风夹寒，很容易腿疼，也都是感受风邪所伤。中医感冒之所以分风寒还是风热，就是在受风的基础上，夹杂的是寒邪还是热邪。

临床上经常说"您这是受风受凉了"。很多人说："我没吹着风啊？"或者说："我在屋子里，没出去啊？"所以，从这句话可以了解到很多人对风的理解就是这样的：如果一个人感受到了呼呼的风，你说是吹着了，他能信，否则不相信是"受凉"导致的。英文中着凉也有cold这个词，看来大家认知是一样的。

其实，风是无形的，中医之所以称之为"虚邪贼风"，就是说明风伤人于无形，像小偷偷东西一样不被察觉。它是随着空气的流动存在的，有空气的地方就有风。电扇一转就是风，人走动的时候也能感受到风。风，无处不在。

风是什么？

正儿八经地解释，风是气压差形成的。风从高气压流向低气压。

同时，风也是温度差形成的。热空气上升，冷空气下降，冷热空气的流动也就形成了风。

最简单的例子，冬天北京室内都有暖气，打开一点门或者一点窗，冷空气一进来，人体自然就能感觉到凉风。

中医讲，"风为百病之长（念zhǎng）"，也就是说风邪致病是所有致病因素中居于榜首的，排第一。风是载体，可以风夹寒、风夹湿、风夹热、风夹痰、风夹瘀，等等。生病，都是体质为本，诱因为标，在诱因作用下发病。所以说，受风，是致病诱因祸首。

人体内因为生气而致气郁、气盛，也都可以化风，一般是晕眩、耳鸣、中风（脑溢血和脑梗），又或者血虚生风，脾虚木摇，等等。

致病的因素多与风邪有关，有轻有重，根据个人体质差异，形成疾病的时间的快慢和严重程度不一。

外风和内风：

对于外感病来说风邪是致病的先导。"风邪犯人，首犯肌表，使卫气失和"，出现一些表症，如畏寒、发烧、头痛等，这就是外感。

肺居上焦阳位，肺主皮毛，肌表和肺的位置偏外、偏表浅，所以说"风为阳邪，易袭阳位"。阳位指的是人体比较居于表浅的部位，比如皮毛、肌肉、腠理；以及在上焦的脏腑，比如肺。

风邪是善行数变，而且特别容易夹阴邪、夹痰、夹寒、夹湿。风邪也会由表入里化热伤阴。**外风是外感疾病之长**。

内风是内伤杂病之长。内伤杂病的内风是怎么造成的？从病因病机来说，有血燥生风，阳郁（气郁）生风，肝阳化热，热极生风，阴虚（血虚）风动等。

从这里可以明显地看出风跟热有很大关系：热能生风，风也会化热，这是相互的。同时这个热特别容易与痰瘀、死血相兼致病，它的致病基理还是使阳气运行受阻。

不管什么病理产物，都会妨碍气机的正常运行。气机包括气和血两方面，气行血行，气滞血停。叶天士说过，"内风是人身之中阳气之变动"，人的五脏有五脏之气，六腑有六腑之气，它一变动就产生了风，他的意思是指五脏六腑皆能生风。

因此，外则避免受风，内则心气平和。多观察自己不舒服时候的感受，及时了解生病的病因（是食物，还是受风受寒，还是生气等），在日后生活中加以注意和防范，人人都能更平安、健康。

4 损伤阳气就是损伤阳寿，阳足则寿长

中医看病，经常说某某人阳气不足、不要吃生冷寒凉损伤阳气、顾护阳气之类的话。大家都听着很耳熟，但是阳气是什么，总是不明所以。

阳气是什么？

万物生长靠太阳，太阳是地球上万物生存和生长能量的来源，没有了太阳就会失去一切生命。

因为太阳，我们有了白昼和黑夜，日出而作，日落而息。又因为太阳，我们有了适宜生存的四季温度、农作物的生长以及满足我们生存需要的一切物质。

人体也一样，阳气是人体生命活动的基础，我们每一个动作、每次呼吸、每次思虑，甚至我们活着，哪怕什么都不做，都要以身体的阳气为基础，也是要消耗阳气的。

自从人降生，体质就出现了个体差异，有的人阳气足一点，有的人弱一点。这时候的阳气就像米缸里的米，随着生命的损耗，越用越少。阳气耗尽，生命也就消失。因此，阳气决定寿命！阳强则寿，阳衰则夭。

古代著名医家说："天之大宝，只此一丸红日；人之大宝，只此一息真阳。"阳气足，则脏腑功能运行良好；阳气不足，脏腑功能运行不畅，出现很多问题。

这好比，天空晴朗，人的心情舒畅，都愿意出来活动，一派生机勃勃之象；如果天空雾霾，不仅导致人的身体出现各种不适，而且人都窝在家中，不愿意活动，一派阴沉呆滞之象。

道家认为，普通人病了不舒服，身体出现各种不适的症状：肢体的疼痛、酸胀、麻木等，可是用仪器检查都正常，这种查不出来的情况是"漏气"所致，漏的都是阳气，类似于中医看病时说的"阳气不足"，这是一种慢性虚损，先天不足加之后天各种劳累、熬夜、超负荷的损耗造成的。

当一个人身体极度虚弱时，反而会出现一种躁象，就是看一切都不顺眼，这个时代有很多这样的人，无名烦躁，道家认为这是阳气将尽之象（过度损耗阳气）。

气存则寿长，气灭则寿亡。体内三魂七魄靠的是阳气，阳气用尽，三魂七魄离开则寿尽。

因此，顾护好阳气是健康长寿最直接的方法：

一、饮食起居顺应自然。日出而作日暮而息；食用应季的蔬菜瓜果。

二、着装不暴露颈椎、腰部、肚脐、膝盖和脚踝。

三、尽量避免或远离一切生冷寒凉。避免吹空调，让身体自然出汗，少吃生冷瓜果寒凉之物。

四、口不渴少饮水，口渴慢饮、热饮。

五、多晒太阳，尤其是颈椎、后背、腰部。

六、适当做一些慢频率调理呼吸的运动，如八段锦、太极拳等。

七、养精，远离手淫、房劳。

八、看人好处，收阳气；挑人毛病，吸阴气。心存感恩，生阳气；心生抱怨，收阴气。

九、善言、善念、善行均能生阳气。

以上都是稍微用心就可以做到的小事，但可以养身养命。我们现在被自己的秉性和习性牵着走，贪玩、贪凉、贪吃、贪五色等，做的都是违背身体规律的事情，因为现在年轻，阳气尚存，等到阳气损耗发展到量变的时候，身体付出的代价往往是在金钱和时间上不能承受的。

5 癌症，即便术后，也应中药调理

谈癌色变。

2012年有一些癌症患者找到我，当时我还不敢接治，担心治不好。

后来有个女生找到我，说她父亲已经是肠癌晚期，医院不再收治。现在吃不下，也不排便，特别难受。她对我说："我就想您帮忙减轻一点痛苦，这个病已经到这个程度了，没有其他奢望了，但是不想老人太遭罪。"后来经过用药，老人也能吃下饭，排便也好转。老人挺高兴，她也挺高兴。再后来，在我一次外出学习期间，她父亲还是病逝了。"但不痛苦"，这几个字是她告诉我的。

这件事让当时的我明白一个道理，晚期癌症即便不可能治愈，但是可以中药调理，减轻患者痛苦。

2015年以来接触的癌症患者逐渐多了。主要有这么几类：一是就诊时经过我摸脉，发现身体某些部位异常（腹部、子宫、乳腺等），去医院检查后发现有癌变，然后手术的人。二是已经罹患癌症，经过手术，来找我进行术后调理的。三是知道自己得癌症，不愿意手术，希望完全通过中医治疗的人。四是癌症晚期患者，医院已经不收治的人。

第一类是我摸脉时发现子宫、乳腺、甲状腺、前列腺、肠道等出现异样的脉气，要求去医院进行B超检查，然后发现的。发现时相对来说还是癌症早期，但是绝对大部分听到医院大夫宣判自己得了癌症，无不变色惊慌。这个我可以理解，谁都害怕得病，恐惧已经让人不能冷静思考。当大夫说尽快手术时，便毫不犹豫选择了手术。

手术切除了肿瘤或脏器并非万事大吉了，其实术后应该调理。罹患癌症这个事实就说明患者身体已经瘀堵严重，气血很不协调，否则又如何会罹患癌症？虽然手术切掉了肿瘤，但是瘀堵的环境并没有解决，气血的亏损和逆乱并没有调正，所以致癌的环境根源仍旧存在。

比如，一位女孩卵巢癌，当时我摸脉觉得妇科异常，不敢说得太严重，只是说有问题，让她去医院做检查，才发现卵巢癌，患者选择手术。

比如，一位女士，摸脉发现异常，让她去医院查子宫，发现宫颈癌早期，患者选择手术。

比如一位大姐，摸脉发现乳腺异常，去医院检查发现乳腺癌早期，同样选择手术治疗。

子宫、卵巢、乳腺的切除不是一劳永逸，这是我要叮嘱大家的，很多人觉得癌症长在这个部位，切了就不会再长了。听起来是这样，但是只要体内环境不改变，癌细胞不在一个部位增殖，也会在其他地方增殖，只要给予它这个机会。

所以术后的中医调理及术后改变日常饮食和作息习惯显得尤为重要。

一部分人经受了手术的创伤之后过来调理，神色大衰。手术是伤元气的，没有哪个人术后精气神与术前是一样的。只要经过汤药调理阴阳气血，神、色恢复都很快。因此，也有几个对我非常信任的癌症患者，手术化疗之后坚持汤药调理，恢复比较理想，气色中上、情绪稳定、身体无大的不适，与常人无异。

我告诉他们，每年需要定期调理，这样才会相对平安度过每一天。就像充电一样，当电量消耗的时候，需要再次充电。调理也是一样，经过调理后身体平稳，但是医生也不可能时刻伴随左右，经过一段时间后，情绪、压力、饮食、睡眠等又积攒了一堆负能量和垃圾，造成身体瘀堵，这就需要医生再次清理，让气血相对顺和。

有一些患者，比如肠癌术后，经过手术和放化疗折磨后，行动不能自理、需要卧床休息，甚至是鼻饲、外挂粪袋。有的甚至一天几十次的大便排泄，不能外出，苦不堪言。

有一些喉癌患者术后仍无法吞咽，喝水即呛，吞咽发噎，恶心想吐，吃不进食物。

如果癌症术后能够和正常人一样生活，我觉得生存的质量才能体现。谁也不愿意遭受病痛的折磨，谁也不愿意选择身上插满管子，躺在床上等待上天的宣判。

到我这里调理的几个癌症晚期患者，全部都是被查出来之前没有任何症状，然后某一天突然出现疼痛或者淋巴肿大，或者偶然体检，才发现已经晚期。

这一类患者是所有癌症患者里头最令人惋惜的。因为上天没有给他们留下太多时间和机会，直接从无病状态到了癌症晚期，接着生命终止。通常这样的人在生活之中会变得迟钝不敏感，对身体的任何疼痛、不适的警报都不太能够感知。

如果能够提早发现并治疗，生存的机会还是很大的。所以，一切取决于时间。因此，面对癌症：

1. 要有一个冷静、乐观的心态。听到癌症，有的人吓坏了，有的人因心情糟糕，而使癌症在短期内恶化了。心态决定了状态。要冷静、乐观。

2. 如果癌症转移，已经不能手术，尽量做到带病生存。带病生存的意思是身体检查存在癌肿块或者癌细胞，但是生命行为正常，患者衣食住行都能如常人一般，没有太大身体痛苦。

3. 减轻癌症患者当下身体的痛苦、延长生存的时间和提高生活的质量。

6 健康地活着，是我们一生中最大的资本

这几年来在临床接诊，看到一些癌症患者、白血病患者、偏瘫患者痛苦地活着，忍受着身体疼痛、放化疗苦楚和身体不能自理带来的各种不灵便，内心很多触动，很多可惜和感叹。本来很多问题是可以提前避免的，没有必要走到这一步。

因此，我越来越认识到"未病"预防的重要性：预防重于治疗，预防重于得病后的治疗。这里"得病"指的是得重大疾病。

什么是未病？指的是疾病形成之中，如果不提前干预治疗，不久的将来会出现的疾病。"未病"是相对于"已病"而言的。

比如说某人在发现自己得了癌症、心脏病、脑梗等之后再去接受治疗都是"已病"——已经得了的病。已病对于重大疾病而言，它的治疗本质上都是补漏，生存的舒适度、质量以及生命的长度会大打折扣。

活着，当然要健康地活着，舒适地活着。如果浑身疼痛、生活不能自理，吃饭靠鼻饲、大小便靠粪袋，或者有腿不能走、有口不能言，又或者躺在病床上插满管子、戴着呼吸机艰难地度过每一天，这是每一个人都不希望面对的结局。

活着，当然要健全地活着。如果疾病治疗如在手术中导致失明、语言障碍、行动障碍，又或者截肢，这也是每一个人都不希望面对的。

所以，关注自己的健康，胜于一切。只有我们自己意识到健康的重要性，才能避免这一切的发生。有的人把挣钱排在第一位，有的人把事业成就排在第一位，有的人把挥霍排在第一位，等等，殊不知所有的一切都是以拥有健康为基础的，失去健康就失去了一切。

第一，不要让小病拖成大病才开始治疗。

第二，在小病或者身体出现不适信号时，选择中医治疗。中西医都是治病救人，但是西医治的是疾病本身（消灭炎症、杀死癌细胞、切除肿瘤），中医治疗的是得病之人。

第三，要善待自己，只有命是自己的，其他外物没命都享受不了。

预防是什么？如何预防？

预防其实就是在身体状况还没有发展到重大疾病之前进行中药全身调养。很多人讳疾忌医，不喜欢提"看病"二字，好像吃药调养自己就是生病了。很多人从来不看病、不进医院，更不用说看中医了，可是一检查出来就是癌症。

当我一天出诊看了几个癌症患者，另外还有五六个患者告诉我他们的直系亲属中均有一个人因癌症离世时，我不知道在癌症大爆发的今天，大家都忙着工作挣钱的今天，为何不愿意拿出一点时间来"照料自己"？

我常说汽车五千公里保养一次，人是不是也应该定期保养，延长使用寿命？很多人拼命去挣钱，最后钱都花在了看病上，甚至倾其所有还不能挽救生命。

作为一个大夫，能看的患者很有限，就算有些人一天看一百人，数字也是有限的，疾病是无限的。因此除了精心看病，更应该将一种正确的生命观念、正确的养生知识、良好的日常习惯传递、告诫给大家。

传统中医是整体调理人体五脏、阴阳、气血。五脏六腑被视为一个整体，当某一脏一腑功能发生异常，必然影响其他脏腑功能；若有某一脏功能出现问题，其他相关脏腑都应同治。比如肺胃肠之间关系紧密、肝胃之间互相影响、心肾互相影响，等等。

五脏的相生相克，就像一个家庭的成员互相制约才能家庭和顺，某个成员严厉也必然得受另一成员的管制，如果一个家庭的某个人没人管得住，独大而不受制约，那这个家庭就病了，道理是一样的。

中医简单地说离不开阴阳、气血。它对疾病的描述主要是一些症状群，比如头晕、胸闷、气短、腰酸、腿软、无力等。而不是某个现代医学的病名，如糖尿病、肾炎、鼻炎、冠心病、脂肪肝、桥本甲状腺炎等。病名可以千千万，但是病机只有一个，转换成通俗的说法就是疾病产生的病理机制，是一个诊疗的思路。

中医如果按照现代医学的病名或思路去治病，那是不可取的，也是不可能把病治好的。在中医范畴中，如果说某个人身体是肾阴虚、肾阳虚，那一定是某一面，不是全局观。五脏都有阴、阳，又如何只说肾阴虚或者肾阳虚？

前段时间看到的几句话，犀利、刻薄、不中听，但是话糙理不糙，句句实话。

花30万买辆车，觉得正常；

花3万买个包包，也觉得正常；

花5000买个手机，也觉得正常；

花1000买件衣服，也觉得正常；

可是让人花几千块投资健康；

他却摇摇头，说"太贵了"。

一件衣服1000元，小票能证明；

一辆小汽车值30万，发票能证明；

一栋房子值300万，房产证能证明；

一个人值多少钱，唯有健康可以证明。

当死神到来的时候，再富有也挽回不了生命。

如果可以用金钱来换命，秦始皇就能长生不老。

假如一个人意外猝死，他的单位很快可以找到接替他工作的人——工作可以替代，生命无可替代。

那些曾经属于他的车子、房子、票子都不再属于他。

唯一属于他的，是他的身体；

唯一能证明他的价值的，是健康地活着。

活着，才是生命价值的体现。

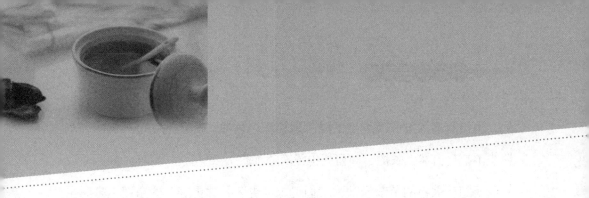

后记——愿天下无病

这个时代，经常碰到一家人中好几个人都得了癌症或者脑梗、脑瘤等重大疾病。一个大病牵涉的是一个甚至多个家庭，因为他可能既是某个人的父亲，又是某人的儿子，也是某人的丈夫、某人的妹夫等等。多少个家庭的欢笑就此变成忧愁和烦恼。

到底是什么让我们生病了？

随着物质生活的富裕，我们不停地为自己"增加"更有营养的东西：鸡鸭鱼肉已经不新鲜了，取而代之的是"更好的"各种高档补品，化学合成的或者提纯的保健品。

经常有人问我：鱼油能吃吗？吃点什么补钙？吃点三七能活血吗？

我们一直在给自己的身体做"加法"，今天多吃点这个，明天多吃点那个，似乎心里很安慰。可是要知道，"我吃了"≠"我吸收了"，这纯粹是一种自我安慰，至于吃进去的东西有没有被吸收或者对身体到底有没有好处，就不得而知了。

30年前物质相对匮乏的年代，癌症其实比现在少很多很多。可是为啥吃的更好了，物质更丰富了，生活更富裕了，癌症还更多了？

要知道，自古以来，我们饮食之物都是天然生长的，不是化学催熟的，也没有高浓度和高纯度的维生素和深海鱼油。所食之物是有机的，鸡鸭牛羊都是自然生长的，肉蛋奶也没有添加剂。

而随着欲望的节节攀升，我们追求"更多""更好"的东西，来满足我们的口腹之欲，各种化学合成的、提纯的、嫁接的、早熟的、变异的东西，打上一个满足我们心理的"更好"和"物以稀为贵"的名目，让我们吃进肚子。

2017年马云演讲时说中国人一年吃掉6亿头猪，70亿只鸡。因此，养殖的速度必须快，才能满足国人需求。所以，国人绞尽脑汁给猪饲料增加添加剂，确保猪6个月出栏并长到200斤。而这在过去，自然生长至少要养一年。

因此是我们对吃的需求，加速了养殖户想尽办法地增产、增量。现在，把这种需求扩大到了国外，澳洲的牛肉、美国的龙虾。

我们对保健品的需求也一样。明明体内微量元素的需求就只要那么一点点，非要吃含量高达十几毫克的维生素或者蜂胶、鱼肝油、钙片等。这些高浓度的保健品，身体根本不能吸收和代谢，都变成了"垃圾"，堆在体内成为"毒素"，危害着我们的健康。

大自然没有什么人为的力量，一切都自然运转，自然生长。《黄帝内经》说得很清楚，养生就是与自然同步，顺应天时。可是随着科技的进步，顺应天时却变得很难了。

——应季的瓜果？不行。为了追求经济效益，没有反季的怎么行？没有改良品种怎么给人们新鲜感？

——自然成熟的瓜果蔬菜？不，等自然成熟了再摘下来，早烂了，怎么承受得了运输时间和囤积时间？生的就摘下来。

——冬天就该有冬天的冷，夏天就该有夏天的热？不，冬天太冷，我们需要暖气；夏天太热，需要空调……好吧，让季节颠倒吧。

——日出而作，日落而息？怎么可能？下班回家都8点了，不玩到12点，对不起自己……让白天黑夜颠倒吧。天这么热，白天不能运动，只能晚上运动、跳舞了。

——一日三餐就该吃主食吧？不，水果维生素多，而且美容，我拿水果当饭吃……可是老祖宗什么时候说"生冷瓜果"是好东西了？

其实，是我们自己让自己生病了。

要想远离疾病，其实不难。人活着，不是为了贪图短暂的快感，换来有朝一日的疾病。

人活着，不为了别人的艳羡，也不为了活成别人眼中的"自己"。活得洒脱自在，不要在乎别人说什么。懂得"舍得"，学会"放弃"。人活着，欲望膨胀，不难，难的是自律。现代的身材管理，没有自律是很难做到的。自律，能成就人、成就事。

尽量不吃非自然生长和非自然成熟的食物，包括与季节不符的瓜果蔬菜、非当地瓜果蔬菜，以及冰冻饮料、合成产品、补品。

——有节制地饮食：不贪多、不贪好、不贪饱。

——不与季节背离：夏不贪凉、冬不贪暖。

——作息有常，顺应时日：不熬夜、不贪睡；白天活动，晚上休息。

——节制房事：养精蓄精。

——修心养性：学会宽容和放下。

——不随便吃保健品。

清代名医张隐庵说："起居有常，养其神也。"人身是平衡的，自然力是平衡的。我们人体所有能量和"零件"都是一定的，频繁地耗费，只会导致过早地耗尽。

一天用一次豆浆机打磨，也许它能使用一年；而一天用十次豆浆机，也许只能用一个月。

人体是一样的，爱惜身体，细水长流，不要过度消耗：久视伤血，久卧伤气，久坐伤肉，久立伤骨，久行伤筋。凡事都应当有节制。

"良田千倾，日餐不过一斛；华屋万间，夜卧不过五尺。"再富裕的人，也不过一顿饭吃那么多；再多的房子，也不过睡一张床而已。太多的贪婪，也只有一世的生命。

因此，简单地生活，顺应自然规律就是最好的养生。